JN202961

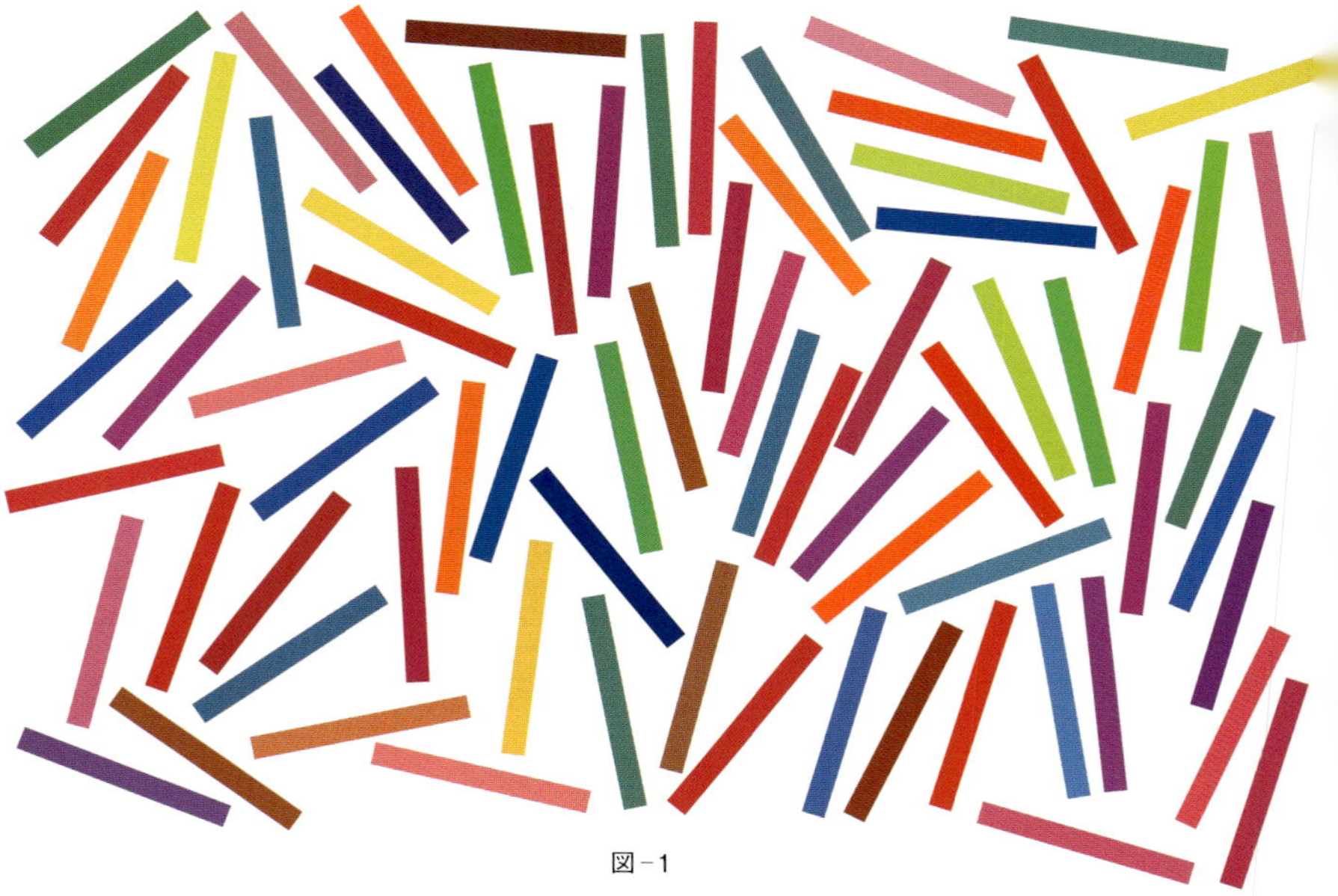

図−1

指示 A1
テーブルの上の色見本を好きなようにグループ分けしてください

↓

指示 A2
それぞれのグループに名前を付けてください

↓

指示 B1
テーブルの上の色見本を同じ色のグループに分けてください

↓

指示 B2
それぞれのグループに名前をつけてください

図−2

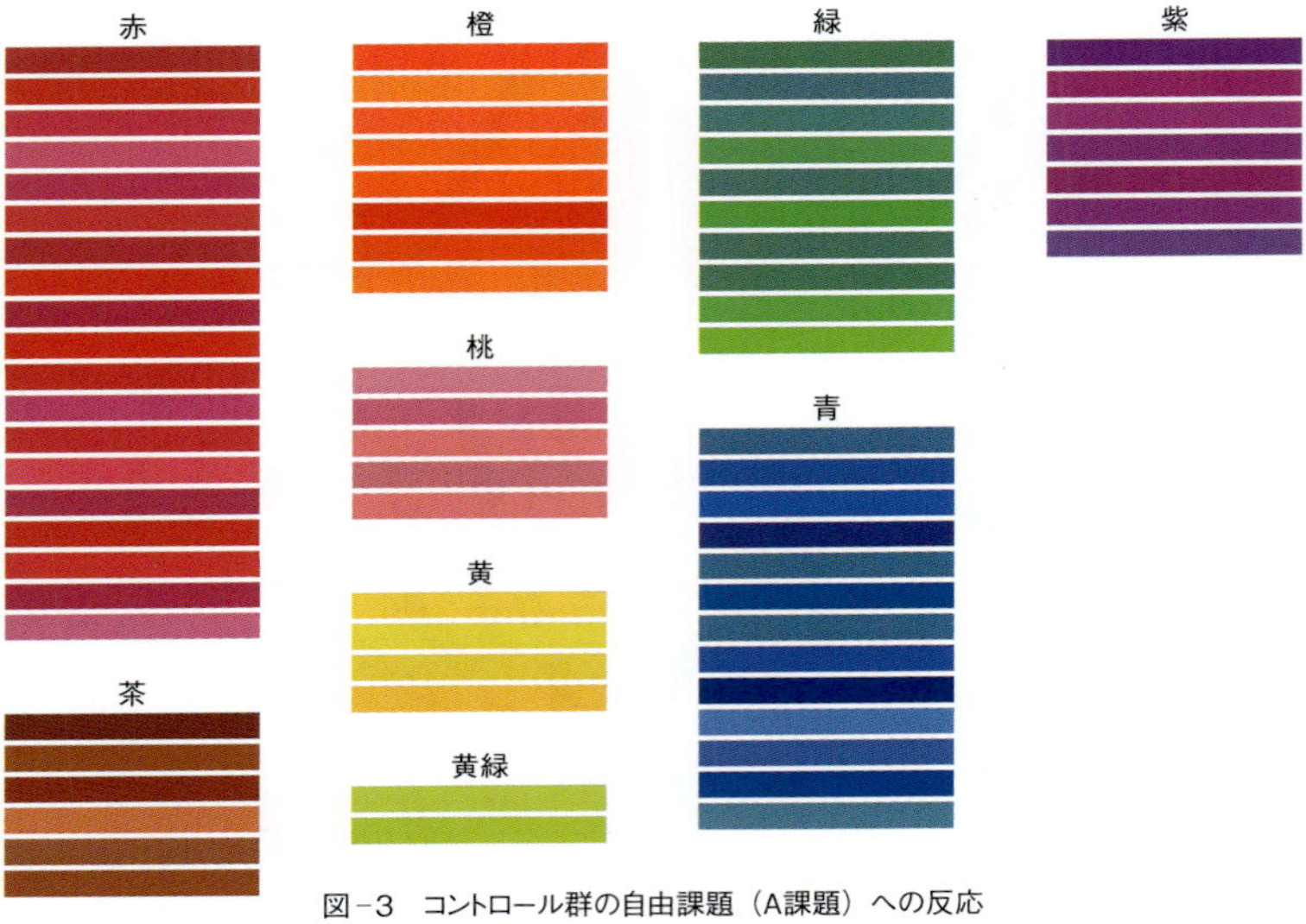

図－3　コントロール群の自由課題（A課題）への反応

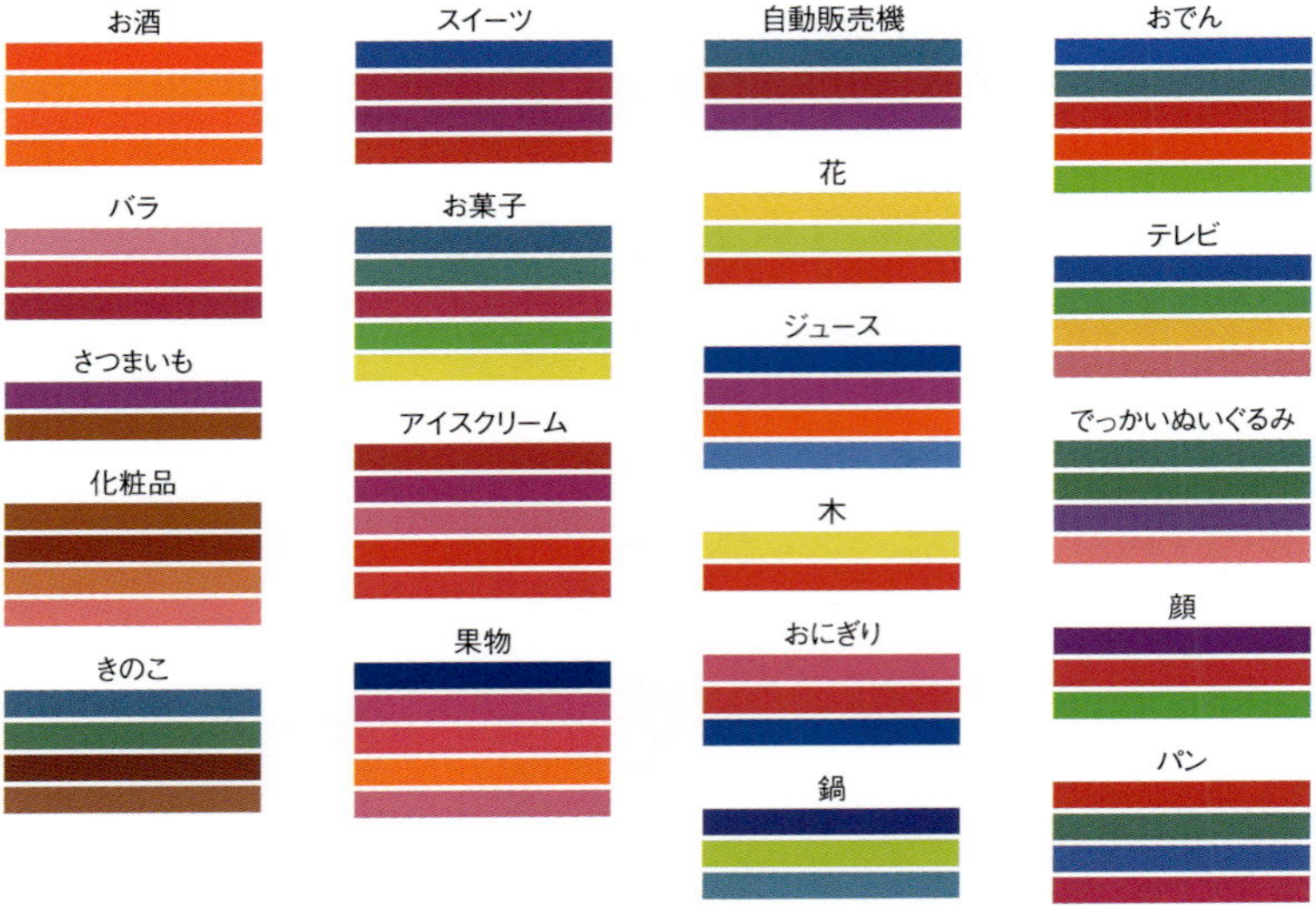

図－4　統合失調症群の自由課題（A課題）への反応

小方智弘先生と鈴木國文先生の論文
「色の認識と統合失調症——作業療法学からみえるシニフィアンと主体の病理」より

講談社選書メチエ

686

なぜ私は一続きの私であるのか

ベルクソン・ドゥルーズ・精神病理

兼本浩祐

MÉTIER

まえがき

「意識」という機構が、生き物の歴史の中で生まれた一つの画期的な装備であったことは、おそらく多くの人に現在は共有されている考えではないでしょうか。しかし、このことの発見の歴史はごく浅く、少なくとも前世紀までは北米を中心として大部分の医学者は、意識を脳の本来的な活動の単なる副産物である、つまりは本質的な機能を持たない随伴現象であると考える随伴現象論に程度の差こそあれ与していました。しかし、この状況を変える大きな原動力となったのも、ダマジオやエーデルマンといった北米の医学者・生化学者でした。その内のエーデルマンの意識論から私が読み取ったのは、意識は鳥類以降の脊椎動物の標準的な装備であること、それによって産出されるのは一意的・一方向的な知覚から運動への反射ではなく、その都度その場での一期一会的な今によって触発された記憶の実体化であること（ここは難しいのでここでは理解できなくとも本文を参照していただくとありがたいです）、そしてそれは決してそれ自体としては一続きのものではないということでした。

この最後の読み取りこそが、この本で私達がテーマとした事柄に深く関わっています。つまり生物学的な意識は、その本来の性質としては一続きであることが担保されたものではないのだから、もしそれが人において何らかの形で一続きのものであるのなら、何らかの仕方で別の機構がそれには介在する必要があるはずだ。もしそうした別の機構が存在しないのなら、私達が確固とした私達であり、一続きの私達であると思い込んでいるものはダニエル・デネットが言うような単なるユーザー・イリュージョンだということになるだろう。この本は前著『脳を通って私が生まれるとき』で私がこの問いに対して出した暫定的な答えを、再度問い直したものだとも言えます。

章のいくつかが、問いの形で終わってしまっているのは偶然ではありません。当然のことながら、私がここで出した答えの多くはやはり十分な根拠を持たない推論に留まっていて、私はこの問いに対する可能的な解答の一つを再び素描してみようとしたにすぎません。しかし、もしデネットの結論が正しいとしたら、つまり私が一続きの私であることを担保するものが何一つないのだとしたら、私達の生は本当に徹底的に解剖すれば霧散してしまう幻のようなものだということになります。先取りして言うならば、そうではないのではないかというのが前著とこの本での私達の当座の結論です。しかしそれは、還元論者が主張するような確固とした物質的な何事かとして脳の中に押しも押されもせずに存在しているような私があるという結論なのではなくて、か細く、今にも消え入りそうでありながら、私達すべてが懸命にそれが絶えないように努め続けていることでかろうじて存続しているような何事かではないかという主張です。

この本では、まずは一続きの私が揺らぐことはどういうことか、そしていかにそれが簡単に揺らぐのかを紹介します（第1章）。

それから次にこの本での問いの前提、そもそも脳の生物的デフォールトとしては私達は決して一続きではないのだろうということを、エーデルマンの意識論を介して解説してみようと思います。そしてベルクソンとカントの手を借りて、動物の意識から「私」が生ずる臨界点を、同じものが同じになることと結びつける形で提示しました（第2章）。

第2章の議論を踏み台として、どのようにして同じものが同じだと担保されることから私がかろうじて一続きになることが生ずるのかを論じたのが第3章です。

第4章から第6章では、同じものが同じになること、すなわち超越によって失われるもの、そしてその超越に抗うことを様々の角度から論じました。

第7章では、同じものが同じになることが、人が人の形を取るための構造的な条件であるとした場合、私達が生きるということはどのようなことになりそうかを素描してみました。第4章以降では、ドゥルーズの議論が緩く下敷きになっています。

この本が極めてラフな素描であって再びまったくの暫定的な答えであることはとてもよく承知しています。ですから、とりあえず、ああ、こういうものの見方もあるのかと思い、楽しんでいただければそれだけでとても嬉しく思います。

目次

第1章

同じものが同じになる時、同じでなくなる時

同じものが同じであることは当たり前なのか

片思いの恋をすると、自分が好きな人の一挙手一投足に何か意味があるように思え、ちょっとした仕草で朝の彼女と夕方の彼女がまったく別人のように見えたりする経験をされたことはないでしょうか。あるいは相手のすることなすことが素敵に思えていたのに、ある時キスをしようとしたらちょっと口臭がしてそれを境に一挙にその人への思いが覚めてしまい、まじまじと眺めるとどこにでもいるような平凡な男性に見えてしまう。そしてそうした変化は遡って恋に落ちていた時の記憶も書き換えてしまう。

物に関してはこんなに劇的な変化は起きにくいとしても、それでもたとえば朝の食卓においてあった林檎には特に何も感じなかったのに、ジョギングをした後には無性にそれがおいしそうに見えたり、お気に入りの服が急に全然似合わないように思えたりと、そういったことは枚挙にいとまがないようにも思えます。第一、たとえば宮澤賢治の妹とし子が永訣の朝に欲しがった「みぞれ」は、私達が通勤途中にたまたま降ってきたみぞれとは絶対に賢治やとし子にとって何か違うものであったことは間違いないでしょう。賢治はとし子と子供の頃から一緒に使っていた青い蓴菜《じゅんさい》の模様の付いた椀を抱えて、転ぶようにして外へみぞれを掬《すく》いに出かけたのだけれど、その縁の欠けた茶碗は賢治にだけは鮮烈な色彩を帯びて目に映っていたに違いなく、しかし他の人にはみすぼらしい一文の価値もない茶碗であったのも間違いありません。

しかし、ヘレン・ケラーにとって、口に触れる冷たい飲みもの、ズボンを濡らすとズボンの着心地を悪くするもの、外を歩いている時に自分の体にザーザーと打ち付けてくるもの、そういった様々のあたかも何の関連もなさそうなものたち同士を、彼女が「水」《water》という出来事が反復しているのだと一つに括ることができた時に、世界が一挙に変貌したこともまた間違いないことのように思えます。

私達は恋人が「まるで」別人のように自分に冷たいと感じても、**彼女が別人に入れ替わったと思う**[1]ことはありません。机の上に朝確かにまっすぐに置いておいたはずの万年筆が夕方帰宅すると微妙に斜めになっていても誰かが密かにうちに侵入して**別の万年筆に入れ替えた**[2]のだとは思いません。目の前にある靴が使い古され型崩れがしていても、それは**靴のようなものだが靴とは違う**[3]とも私達は思わないでしょう。様々の疾患と呼ばれる状態では、同じものが同じものとして安定して反復することが様々の様態でできなくなり、その結果、私達は同じものが同じであり続けるのは、積木細工のような様々の機構が積み上げられて精妙に保たれている極めて技巧的な訓練と脳の馴化の産物であることを目の当たりにすることになります。

(1)　カプグラ症候群。統合失調症では、親、配偶者、子供など自分が近しいと感じ、愛着の対象となる人物が外観はまったく同じで他人に入れ替わってしまったという錯覚が生ずることがあり、これをカプグラ症候群と呼ぶ。

(2)　ものの入れ替わり体験。同じく統合失調症の症状の一つで、身近なものが非常に外観の似た別のものに密かに入れ替えられてしまっているという訴え。

（3）　連合型視覚失認。左後頭葉内側を中心とした病巣で生ずる。第5章参照。

この本の中でまずやってみたいと考えているのは、フランスの哲学者ジル・ドゥルーズ（Gilles Deleuze　一九二五―九五）の『差異と反復』を、脳との距離から読み直してみようという試みです。私達は二〇一六年刊行の拙著『脳を通って私が生まれるとき』（日本評論社）の中で、機械の反復、ゾウリムシの反復（一定温度の場所を探知し、そこに集まる傾向性）、「私」の反復についてその違いを考えました。私達は「私」が立ち上がってくるための条件をそこで問い、開かれてあること、一続きであることが、生き物として（あるいは脳として）の意識の性質とは矛盾することを論じました。この後の章で詳しく説明しますが、要するに私達の身体の生はオートポイエーシスという閉じた系であり、その意味では表象を構成素とする意識もその都度の神経ネットワークという物質的基盤に支えられているのに対し、「私」が立ち上がってくる時には外部へと連結する開口部を持たなければならない、という矛盾です。もっと言えば、他者抜きでオートポイエーシスを行う自閉した系からは、一続きの「私という現象」は生まれないのではないかということです。

生物学的な意識としては断片的なはずであり、さらに閉鎖されたものとして構築されているはずの意識からどのようにして、一続きのものとして反復し、その上、外に向かって開かれているように見える「私」が立ち上がってくるのかが最後に問いとして立ち上がってきたわけです。

そして、なぜドゥルーズの『差異と反復』なのか。それはドゥルーズが、同じものが同じであることはどのようなことかを『差異と反復』の中で徹底して取り上げているからです。ドゥルーズの『差異と反復』の問題意識は同じものが同じであることへの異議申し立てでした。同じものが同じであることこそが、人間が人間として形を成すための条件ではないかという考えが、私達が一貫して追究してきた問いだったことを思い起こしていただければ、『差異と反復』が私達の課題をもう一度吟味しなおすために適したテキストではないかという予感の出所を理解していただけるかと思います。

差異と反復

少しばかり回り道になりますが、ここで『差異と反復』（Différence et Répétition、原著一九六八年出版。邦訳は財津理訳、河出書房新社、一九九二年）をまだお読みになっていない方のために概要を紹介しておきましょう。少々難解ですぐには理解できなくても、この後の議論でまた触れることになりますので、おおよそのイメージをつかむためにも、しばらく我慢してお付き合いください。

この著書はドゥルーズの初期の主著であり、ヒューム、ニーチェ、カント、ベルクソンなどの哲学に対してそれまで行っていた批判的検討を集大成し、彼の思索の出発点となった著書とされています。基本的には同一性、つまり同じものが同じであることのメカニズムが徹底して解剖され、批判的に吟味されています。対象が同一性を保つこと、あるいは対象が現前することが近代哲学の条件であるとすると、そこを批判することは近代哲学の基盤を揺るがすことにそのままつながることになりますが、そういう意味ではその時代にフランスに綺羅星のごとく輩出し、本邦でも大流行したポストモダンの思想の一つとして数え上げられました。ただし、ドゥルーズ自身はこのような括りを認めませんでした。

本書と関連する主張の核心の一つは、差異が一次的であって、対象と対象の比較によって二次的に生じたものではないということです。差異という言葉で具体的に何が問題になっているかは、反復という言葉で何が問題となっているのかと対《つい》にして考えないと分かりにくいところです。「受動的総合」と『差異と反復』の中でドゥルーズが呼んでいる最初の反復は、脊椎動物以上の動物がおしなべて形成する「表象」のことだと考えるのが本書での立場ですが、この場合、「表象」は言語とはまったく独立した現象であって、人間において当然のごとく成立しているかに見える対象、あるいは現前とは異なったものであるという点には特に留意しておかなければなりません。ドゥルーズが取り扱っているのは、「今、ここ」で私達が受け取っている様々の刺激とそれが惹起する過去の堆積物である感覚運動反射（これも第2章で取り上げます）、すなわち差異の総合であり、反復はするが常に流動的で一度たりとも同じように反復することはない反復のことです。「能動的総合」と呼ばれている次の段階の反復には、時間が導入され、別々の時間帯に生起した最初の反復同士が、さらに総合されることになります。ここで初めて通常言われるところの対象が成立し、この二番目の反復が「私」の生成と関わり、そこで人間に特有の反復、つまりは同一性の条件が準備されることになります。このあたりまでの『差異と反復』は、ベルクソンの『物質と記憶』を深く読み込んだその復刻とも読めるでしょう。

ドゥルーズの『差異と反復』における特徴は、受動的総合にスポットを当て、「今、ここ」での出来事を特権的に強調している点ではないか、というのが本書における読みとなります。そう読むと、存在（イデア）に対する個々の存在者の優位、差異が否定および同一性に対して優位に立つこと、超越への抗いといった事柄はそこから直接帰結することになります。普遍論争におけるドゥンス・スコトゥスの存在の一義性は、存在に対する個々の存在者の優位性のことであり、オッカムの直接知は、やはり「今、ここ」での出来事を特権化したものと考えることができ、そう考えると普遍論争における様々の論争と『差異と反復』は密接に結びつくことになるでしょう。

色のグループ分け実験から立ち上がるテーマ

さて、少々難しい議論に入ってしまいましたが、ドゥルーズの問いと私達の問いがどのように交錯するのかを具体的に明らかにするために、まずは一つの研究をご紹介したいと思います。

小方智弘先生と鈴木國文先生の論文「色の認識と統合失調症――作業療法学からみえるシニフィアンと主体の病理」（二〇一七／一八年、精神病理コロック・大阪）がそれです。この研究では、まず口絵の図－１のような色見本が提示されます。そして図－２に示したように、最初は自由にグループ分けをしてもらい（A１）、各グループに表題を付けてもらいます（A２）。その後、今度は色系統に従ってもう一度グループ分けをしてもらい（B１）、各グループに再度表題を付けてもらう（B２）という手順で検査は行われています。この課題を、統合失調症を持つ方とそうでない方（コントロール群）

の双方に行ってもらい、その二群の差をみるというのが小方・鈴木論文の研究内容です。小方・鈴木両先生のご厚意によりその結果の一部を巻頭口絵に掲載させていただきました。

コントロール群では、自由なグループ分け（A1・A2）も色分け（B1・B2）にも大きな差は認められなかったのに対して（図－3）、統合失調症を持つ方では、色分け課題の方（B1・B2）はコントロール群とほとんど変わらないのにもかかわらず、自由なグループ分け（A1・A2）では、どこからそれが発想されたのか分からないような分け方になり、しかもその一つ一つの表題がどうしてそこで選ばれているいくつかの色見本がそのような表題を付けられるのかが了解できない表題を付けられるという事態が頻々と観察されました（口絵の図－4）。

ここで重要なのは、たとえば先天的に緑と赤の区別のつきにくい視覚障害がある人の場合、自由なグループ分けも色分けも両方でコントロール群とは違ってしまうということです。脳科学では私が私であることとより密接に関わるような知覚機能の障害を下流、より**道具的な機能**[4]として説明できそうな現象を上流と称することがありますが、間違いなく統合失調症に何か問題があるとすれば赤と緑の視覚障害の方よりも下流にその問題はあるという言い方もできるかもしれません。この問題は後から再度考えます。

一方で、いわゆる健常者と異なる反応をおしなべて単純に「障害」と言ってしまっていいのかということも少し立ち止まって考えておく必要があります。

より上流の問題であり、より道具的で単純に思える色彩感覚の異常を考えても単純にそれが十全なものから何かが欠けた状態と考えるのは難しい側面があることが、次のような例を考えると分かります。たとえば色彩に対する感受性を有する**錐体細胞**(5)を多くの人は三種類持っていますが、それが三種類ではなく二種類しかない狙撃兵の方が、いわゆる正常の色覚を持っている狙撃兵よりもカモフラージュに惑わされにくく標的をより容易に察知できる場合があるといいます。そもそもある特性が「障害」となるか才能となるかは、その場で必要とされている環境との関わりの中で決まることであり、より多く見えること（赤と緑が区別できること）は戦場の狙撃兵という環境の中ではむしろ障害になってしまうということもありうるわけです。

統合失調症を持つ人はそもそも色の種類をコントロール群と同じように弁別することができるわけですから、何らかの機能がそこで過少になっているわけではないことは明らかです。むしろ、いわゆる健常人には覆われている何かが見えてしまうからこそ、つまり色見本の自由なグループ分けにおいて、何かが見えすぎるからこそ、通常とは異なってしまうようにさえ思えます。しかも、おもしろいことに、いわゆる健常人のグループ分けは赤なら赤、青なら青という意味（『差異と反復』では概念《concept》と呼ばれている）に前もってからめとられてしまっているために、誰が行っても似たり寄ったりになるのに対して、統合失調症を持っている人はそれぞれにあたかもその世界観が反映されているかのようなまったく異なったグループ分けを行っています。

（4）　精神がその意志を発現し、環境世界が与える刺激を知覚するために用いる道具としての機能という意味。この言葉で指し示される機能は、高次の大脳機能ではあるが精神そのものではないというニュアンスがある。道具性の機能は、言葉の使用、道具の使用、物の認知など、学習によって獲得され、大脳皮質の障害によって損なわれる機能である。それぞれの障害は失語、失行、失認と名付けられているが、単純に麻痺して手が使えない、白内障があって目の前のものが何か分からないといった末梢の問題に障害が由来している場合は、道具性の障害とは呼ばない。

（5）　網膜には色を感ずる錐体細胞とそれよりも感度は高いが色は感じない杆体細胞がある。

これ以下は小方・鈴木の研究データからの引用ではなく、そこからの私達の想像になるのですが、おそらく何度か繰り返しグループ分けをした場合、その都度、同じ人でもその時その場の気分や検査前後の出来事によって相当の変化が統合失調症群では生ずるのではないかという気がします。これに対していわゆる健常群ではほとんど同じようなグループ分けが延々と行われることになるでしょう。もし五回も六回もこの調査を繰り返したとしたら、健常群ではそれは退屈な、苦痛な作業以外の何ものでもなくなってしまうように思えます。他方でその都度、「一期一会」的に色見本から何かその瞬間瞬間とのケミストリーによって新たなものが形成される統合失調症群では、自由課題は退屈からは程遠く、よく言えば一度一度がポエジーであり、しかし下手をすると世界が一挙に変貌し解体する糸口になることすらあるようにも思えるのです。

では、統合失調症群における自由グループ分け課題が退屈さを免れるのは、単純に毎回組み合わせが異なるからということで説明できるでしょうか。先ほどの網膜の錐体細胞の種類が通常よりも少ない人達のことを参考に再度考えてみましょう。

たとえば網膜の錐体細胞が一種類かあるいはまったく錐体細胞を持たない一色覚の人が行う色分けも、色見本の濃淡に差がない場合、毎回違う組み合わせになるに違いありません。しかし、その違いはまったくのランダムな組み合わせであってそこには反復が存在しません。他方で統合失調症では、毎回のグループ分けにはその人特有の癖が色濃く刻印されるはずで、何度か行われるグループ分けを通してその都度その時の状況に応じて根本的な改変を受けながら、しかし、その個人における何度かのグループ分けを通して浮かび上がってくる癖、つまりそこで反復している何事かは、何かに向けて同じ問いを立てているかのような外観を呈するのではないかと思うのです。そして、ここで毎回「一期一会」的にその時限りで生成していながら一貫して反復している何事かこそが、ドゥルーズが『差異と反復』で、**概念**(6)と対比して理念・イデアと呼んだ事柄ではないかと思われるのです。

(6)　『差異と反復』では、概念という言葉は、単なるコミュニケーションのための道具という批判的な意味で用いられているが、『哲学とは何か』（Qu'este-ce que la philosohie?、原著一九九一年出版。邦訳は、財津理訳、河出文庫、二〇〇〇年）では、ここでの理念に近く、生産的な事柄として用いられている。本書で概念という用語をこのように用いたのはこの部分だけで、後の章の用語との整合性はとれないが、ドゥルーズの用語法が変化しており、この部分はこのように表現するのが、分かりやすいと考え、この章でのみ「概念」を、理念に対比してこのままとした。

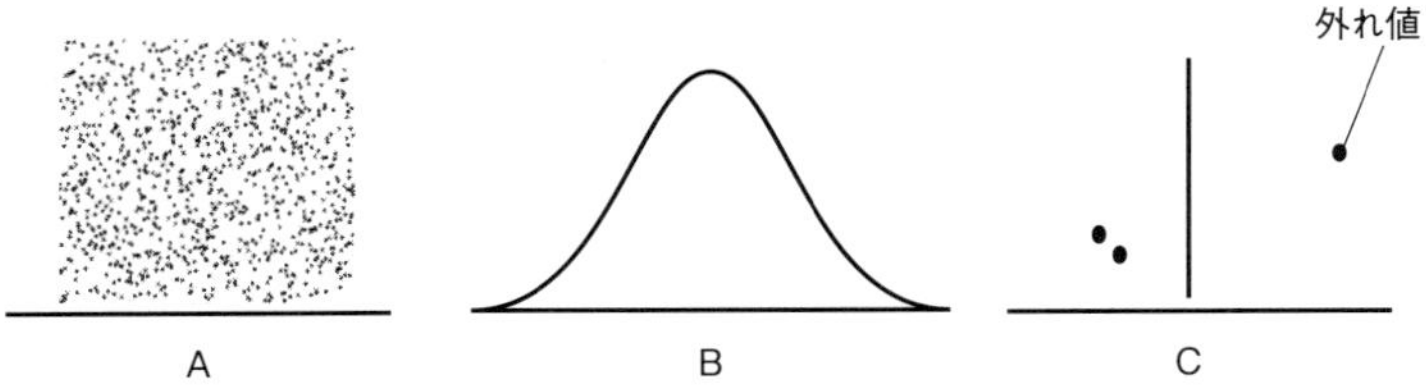

図－5

生《なま》の意識が持つ「一期一会」性

もう一度様々の反復について復習しておきたいと思います（図－5）。たとえば、先ほどの一色覚の人が行う色分け、アルツハイマー病の最終段階におけるニューロンの発火などはAのランダムな分布に近いといえるのではないかと思います。反復はそこでは消失しています。これに対して、Cの機械においては基本的には同一の反復が行われます。たとえばテレビのスイッチをつけるといつでも画面が点灯する、ピストルの引き金を引くと弾が発射されるなどです。引き金を引いても弾が出ないことはありますが、これは故障であって、本来は起こらないはずの外れ値となります。

これに対して、たとえばゾウリムシが二五度の環境に慣れた後で二〇度の環境に置かれた時に取る行動は確率的です。多くのゾウリムシの生物物理学的メカニズムを見てみると、二〇度の環境から逃れるように細胞内電位の調節が起こって繊毛の反転する確率が減り二五度の環境へと向かうのですが、一定数のゾウリムシはそういった行動をとらないままでいます。ニューロンの発火も同様で一定の刺激に対してそれに相応する一定数のニューロン群が発火しますが、決してそれは一対一の発火ではなくて相応するすべてのニューロンが発火するわけではない偶発的ぶれをその本来の機構として含んでいます。反射やてんかんなどの場合はすべての一定数のニューロンが同期して同じことを機械のように行うことになりますが、こうした反復の仕方は生物としてはむしろ非常時の一過性の状態であり、例外的なあり方であると解釈した方が通りが良いように思えます。

動物としての意識あるいは表象は、常に「一期一会」的にその場その時の状況との出会いによって生成され、しかしそれでもその反復は微妙に軸足を変えながらも何かが一続きに反復しています。反復しているのは記憶なのでしょうが、それは反復として現勢化されたときにはすでに記憶ではなく、現勢化されずに留まっている時にはその物理的な境界が定まっていないという点で、着衣の反復、つまりは物理的に表れているものはそれ自体としては反復しておらず、実際に反復しているものは決して現勢化されえない潜在的なものという性質を持っています。

そうだとするとあの色見本で観察された統合失調症において現勢化する事柄は、そもそも生《なま》の意識が持っているこの「一期一会」性の現れだと考えてしまっていいのでしょうか。

一見そのようにも見えます。動物において表象はその都度一度きりで、決して人の表象のように一つのものとしては反復されません。カプグラ症候群、あるいはもっと極端な場合には物の入れ替わり体験の場合のように、同じものがわずかに異なる差異のために、一挙に同じものであるとは担保されなくなるのは、まさにこうした生の意識への先祖返りのようにも見えます。

確かに、たとえば後の章で具体例をご紹介する視覚失認の時に現れる靴の「靴のようなもの」への変貌は、ベルクソンが提示する記憶の円錐が刻々と変化しつつ現在という平面上で一瞬も立ち止まらず軌跡を描いて現勢化する頂点としての**S点**（これについては次節で説明をします）が露呈した姿と考えることができるのではないかと私達は論じてきました。

しかし小方・鈴木の色見本の自由振り分け課題で表に出てくるものが、**視覚失認**(7)の時に靴が「靴のようなもの」に変貌する仕方よりも何かはるかに狂暴で、しかし詩的な美しさを秘めたもののように見えるのはなぜでしょうか。

視覚失認の際にも、靴は平凡な靴ではもはやなくなり、一つ一つのその時その場での一期一会性が浮き立ってしまうために、もはやいつも同じように反復してくれる世界内存在としての靴は失われ、視覚失認者はそのために目の前の靴に対して靴のようだが靴ではないという強い違和感を持つのですが、色見本の自由振り分け課題での統合失調症を持つ人に感じられるのは違和感ではなく、むしろそこへと誘い込まれる魅惑であるように見えます。つまりは世界がそこから決壊してしまいそうな何か、今私達をつなぎとめている同じものが同じように平凡に反復している世界とは違うものの片鱗がそこには現れていて、その色見本の分け方とそこで分けられた産出物への命名を前にして、私達はそれが指し示すものへと引き込まれて私達自身の同じものが同じに反復する世界を失ってしまいそうなおそれとおののきを感じるのです。

この違いはどこからくるのでしょうか。**ネオロギスム**のことを思い起こしてみましょう。日本語では「語新作」と呼ばれるもので、失語症論においてレイゾウコをケイゾウコのように元の言葉が類推できる音の間違えを音素性錯語というのに対して、レイゾウコをトテチテと言い変えてしまった場合、日本語にない新たな語彙が出現しているという意味で使われるものです。統合失調症の場合も、こうした日本語にはない新たな語彙が創作されることもあるのですが、多くは意味性語新作と呼ばれ、たとえばネコマタという言葉が、「みんな、生きている人はネコマタればいいだけなんです。ネコマタが朝あると、ともかく調子がおかしくなる」といった具合に、通常の猫又の意味とは異なった文脈で用いられることを指しています。

さて、失語症でのネオロギスムは基本的にはランダムに起こります。失語症では同じものが回帰するということはなく、状況に応じて異なったネオロギスムが無秩序に出現します。これに対して、統合失調症でのネオロギスムは、しばしばその人の人生の謎を解くカギであるかのように重要な説明場面で繰り返し出現し、あたかも何か私達にかけがえのない重要な答えを答えるように強いる問いという形を取ることがしばしばです。そしてこの問い（つまりはネオロギスムが何を意味するのか）に私達が（ネオロギスムを産出する本人も含めて）答えることは多くの場合決してできず、それは問いのままに留まり続けます。そしてそれがもはや問いではなくなり答えに近づけば近づくほど私達はそれに持ちこたえることができなくなり、通常の人の形を保ちきれなくなるような事態におそらくは直面することになります。

つまりは特定の器質疾患によって露呈する生なままの**ベルクソンの第一の記憶**、あるいは表象の同一性の縛りからの脱抑制とは異なる何か、もっと積極的な何かが統合失調症においては姿を現してぃて、それはドゥルーズにおける潜在的なもののあり方とはどのような事態であるかを私達に明示しているようにも思えるのです。そしてそれは言語的なものと私達がどのように出会うかということと深く関係している予感がするのです。

（7）　後頭葉の損傷のために、物の認識ができなくなる状態。注（3）参照。

ベルクソンの「記憶」と「縮約」

さて、先ほどいきなり「ベルクソンのS点」というような術語を掲げてしまいましたが、この後も折々参照することになるベルクソンの『物質と記憶』（Matière et mémoire. Essai sur la relation du corps à l'esprit、原著一八九六年出版。合田正人・松本力訳、ちくま学芸文庫、二〇〇七年）について少しばかり説明を加えておきましょう。アンリ・ベルクソン（Henri Bergson　一八五九―一九四一）という人は一九世紀から二〇世紀の初めに活躍したフランスの哲学者で、彼が取り組んだ大きな問いの一つは「私は脳の中にいるのか」という問題であったと、私は思っています。

ベルクソンはイマージュ（本書では「表象」という言葉を使いますが、ベルクソンは「表象」と呼ぶことによってデカルト的心身二元論が自動的に発動し、吟味する前にそれに組み込まれることを避けてこの言葉を採用しています）の成立に記憶が構成的に関わっていると考えていました。

さて、この『物質と記憶』は、直接的には、記憶が脳の特定の部分に宿ることを主張するリボーの学説を反駁するために準備されました。『物質と記憶』は、脳科学が本格的に勃興の兆しをみせた一九世紀末の脳科学黎明期に、現在の状況を先取りしたかのようにその潜在的な脅威とポテンシャルを予感し、人の精神は脳に還元されるのかという問題を真正面から哲学的に論じています。心身相関、心脳相関についての最も重要な書物の一つです。

物質と記憶とは、より具体的には脳と心の関係のことで、物質から記憶が、つまりは脳から心がどのように立ち上がるのか、あるいは直接は立ち上がらないのかについての論究が行われています。その中にある逆円錐の図（図－6）は有名で、円錐ＳＡＢは記憶を、円錐が頂点で接している平面Ｐは私が知覚している「今、ここ」にあって私を取り巻く外界を表しています。現在を表す平面に記憶を表す円錐が接続し、その接点が点Ｓですが、それこそが記憶の圧力を受けながらその場その時の外界の状況を取り込んで形成されつつある運動体＝今ここにいる私を示しているのです。

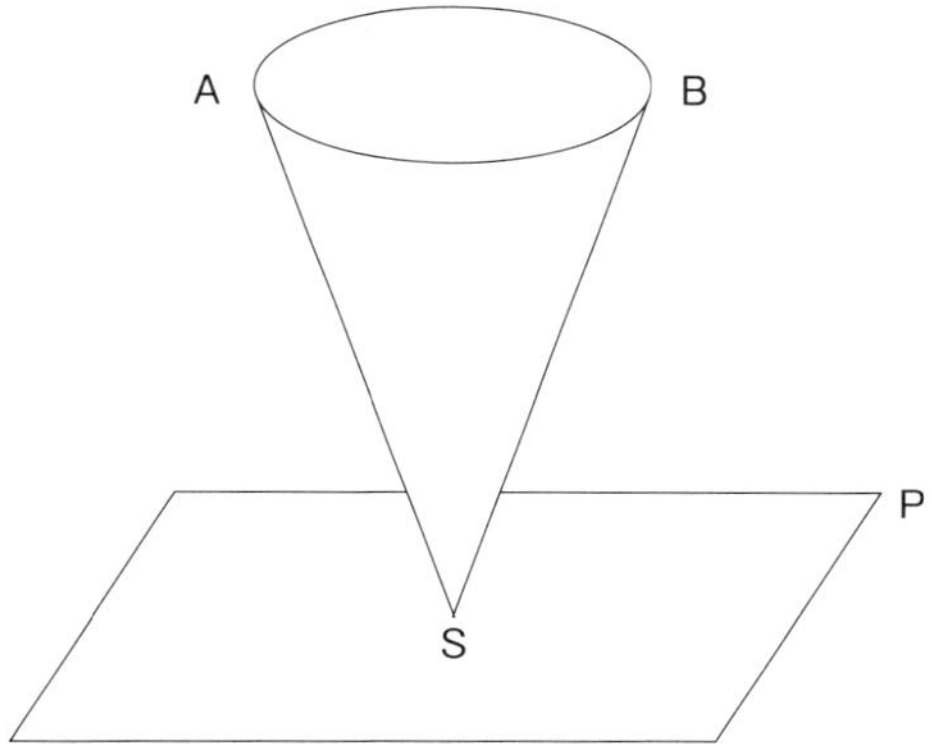

図－6　記憶と現在の関係

また、第一の記憶、第一の縮約と第二の縮約については、イメージをつかみやすくするために図案化（図－7）してみましたのでご覧ください。これでもまだ理解しにくいかもしれませんが、本書ではこのあと何度も「縮約」について言及するはずですので、イメージだけ

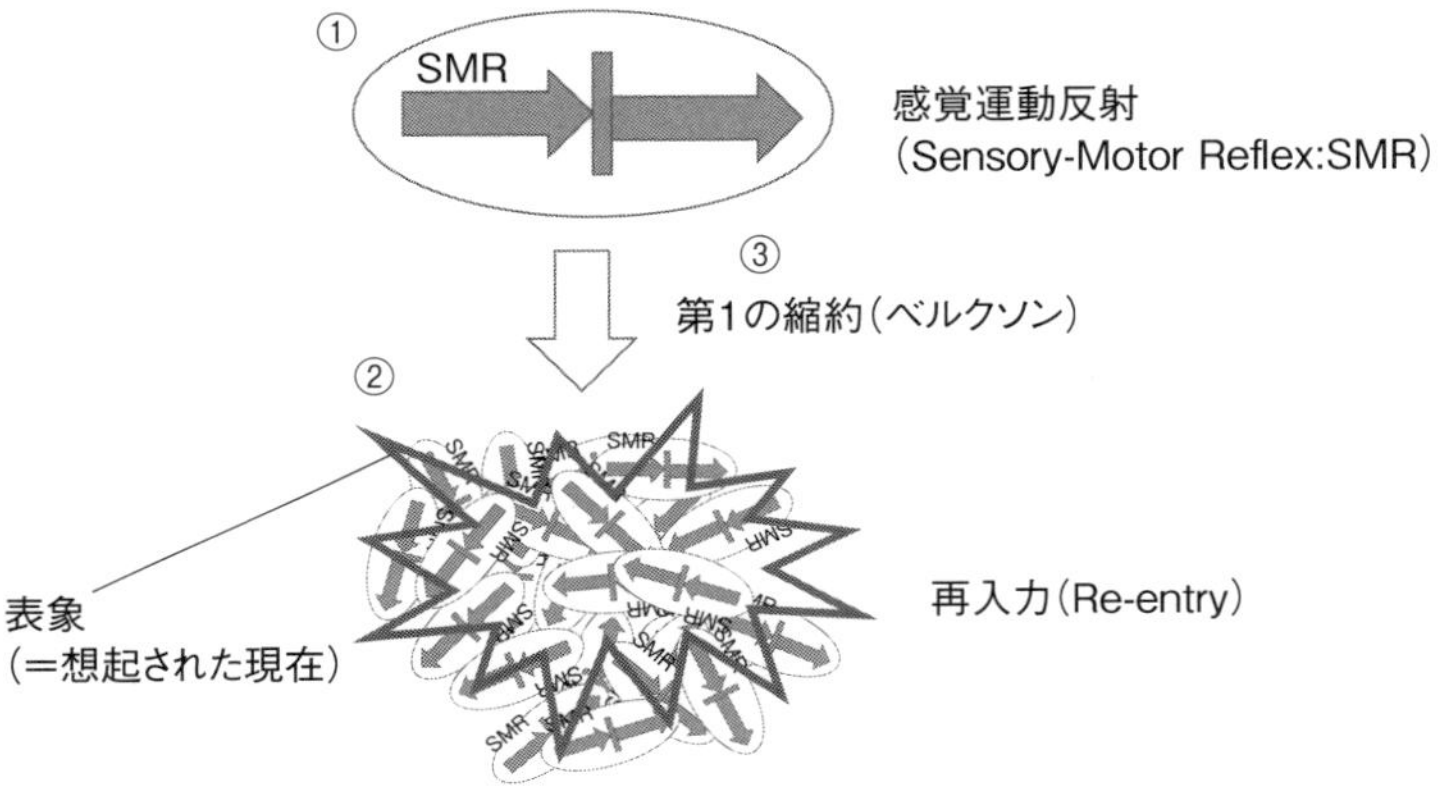

図－7の1

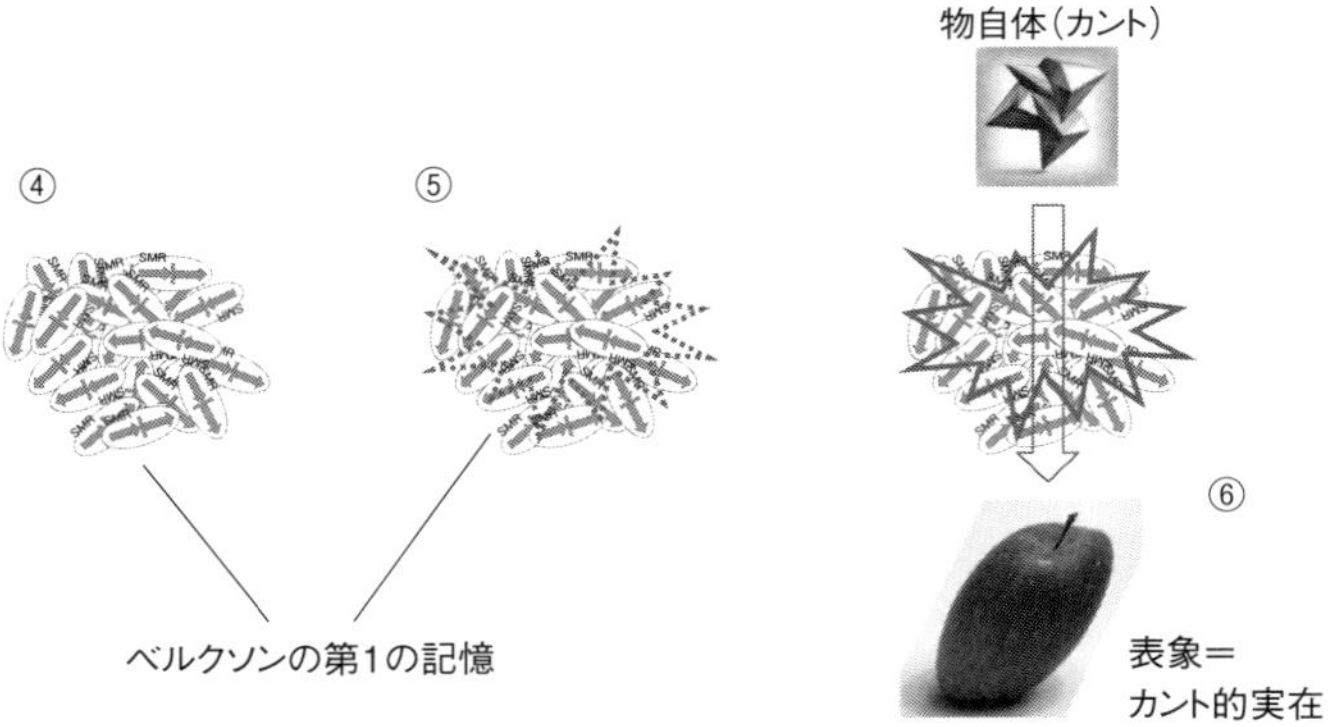

図－7の2

図－7の1　①感覚運動反射のモデルは腱反射で、スイッチを付ければ電気が点灯するという関係である。つまり感覚が入力され、運動が出力される、これが感覚運動反射である。②ものすごくラフに表現するなら、再入力とは、この感覚運動反射が数多く集積して相互に入力しあいむちゃくちゃに複雑になり、その複雑さが一定の閾値を超えると、新たな質を獲得するという考えである。この新たな質が「表象」である。③ベルクソンの縮約とは、感覚運動反射から表象が立ち上がる過程のことをそう呼んでいる。

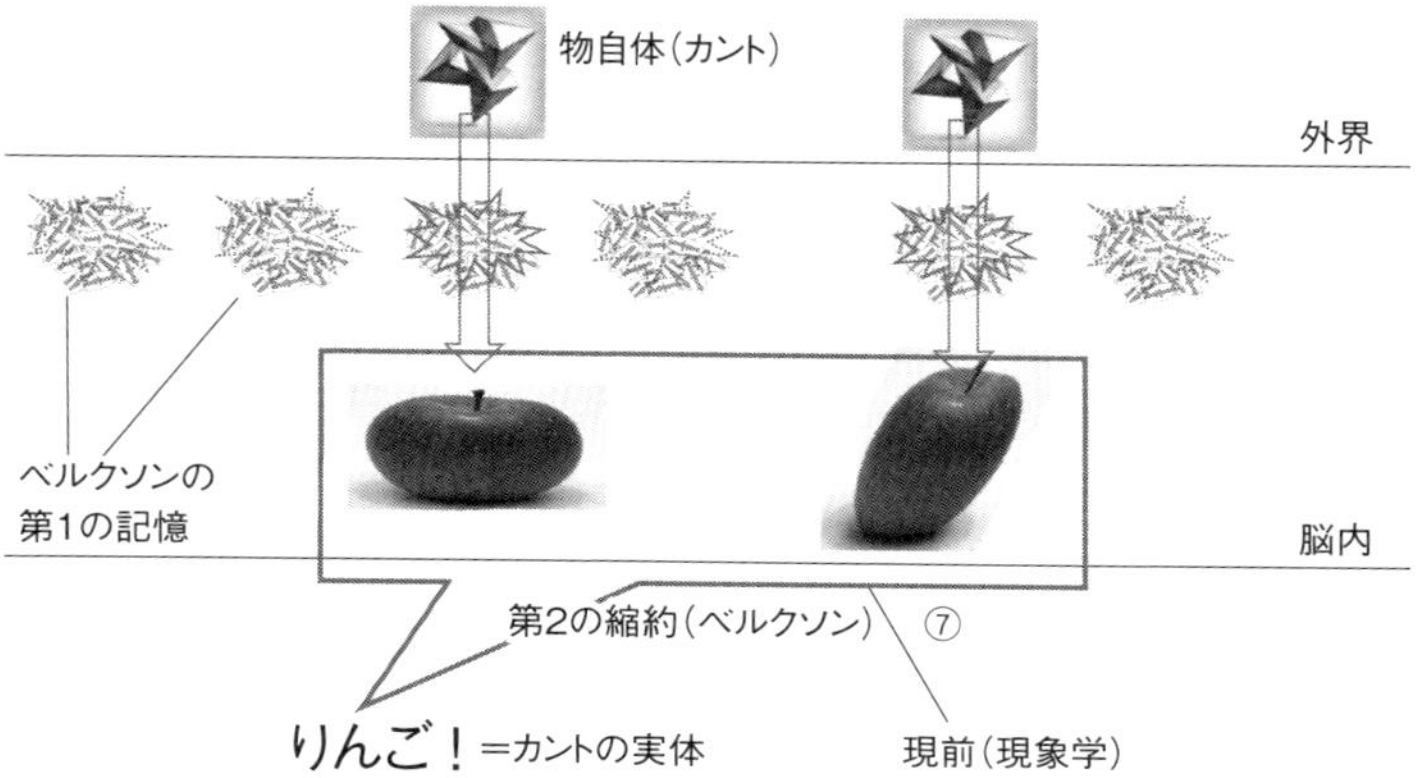

図－7の3

図－7の2　④左端は、感覚運動反射の塊で、過去の経験の蓄積によって様々の伝導性が刻印されたシナプスの網の目を示す。これは物質的には存在しているが、使用されていない場合には、どこまでが境界かも定まっておらず、たとえばどこかを刺激するとりんごのイメージが浮かぶといった仕方でりんご心象に対応するシナプス網の範囲が定まっているわけではない。⑤脳内では、自然発火によって、りんごを見た時に放電するのに近似の再入力の渦が浮かんでは消え、浮かんでは消えている。しかしこの場合、通常はこれは意識にはのぼらない。⑥外界から何かの刺激を受けると、何回か意識下でリハーサルされていたりんご再入力シナプス網候補のうち最適解だと考えられるものが選択され、活性化され、確定される。そこで生起するのがりんごの表象、カント的実在である。

図－7の3　⑦表象はその都度、外界の物自体の出会われ方の千差万別性に応じて、近似ではあるがわずかに異なったシナプス網を活性化するため、その都度一期一会的に異なった形で実体化される。これが時空を超えて一続きになる操作が、ベルクソンの第２の縮約である。現象学の現前は、表象の段階からを対象としている。カントの実体は第２の縮約が行われた後のりんごがいつも同じりんごとして反復される場合をいう。

でも念頭に置いていただけると助けになるでしょう。

ベルクソンの言う第一の記憶とは「身体の記憶」とも呼ばれ「習慣の総体」のことを指しています。私達の日常的な行為や感覚が私達のうちに残した痕跡が第一の記憶です。人間においてはその取り出し方は変質していますが、この第一の記憶は脊椎動物においても広く成立していると思われます。そしてこの「習慣の総体」はベルクソンの図では円錐体で表されていて、人間を含む脊椎動物は生きている限りこの円錐の圧力を受けて接点Sを生み出し続けます。

その運動の方向により、現実である外界Pとの接点Sに向かうのは記憶総体の収縮と表現されています。確かに巨大な習慣の総体である円錐から絞り込みが行われるという意味で、この運動が収縮であることは間違いないのですが、しかしそれは単なる記憶痕跡の絞り込みとは異なっています。頂点Sで現実と接した瞬間になされる記憶の円錐体の収縮は、そこで絞り込まれた記憶痕跡の再組織化と対になっていて、この収縮と再組織化をあわせた運動が、ベルクソンの縮約だと本書では理解しています。イメージとしては脊椎動物ではこの縮約は一回なのが、人間においては複数回の凝縮状態をイメージしていただくのがいいだろうと思います。

ベルクソンの第二の記憶は、この円錐の図には明確には書き込まれておらず、複数回の縮約と関連しているのではないかというのが本書での考えです。いずれにしても普通に記憶と呼ばれている事柄とベルクソンの記憶にはかなりずれがあり、思い出や記憶が脳の中だけでは完結できないというベルクソンの考えは、本書の一つのバックボーンになりますからここでは頭の隅に何となくイメージしていただき、読み進めていただくとありがたいです。

統合失調症的営みが解体する「同じもの」

色見本の自由課題においてそこから世界が決壊する小さな亀裂の端緒となる恐怖感を私達が感ずると書いたのは、比喩的な意味ではありません。色見本の自由課題で示されたような世界が、ベルクソンの言う記憶と現在との接点つまりその場その時のS点の特異性に触発されてその都度析出しなおされる統合失調症的営みは実際に私達の世界を解体します。以下はその一つの例です。

Mさんは六〇歳代前半の、もう四〇年近く入院を続けている統合失調症の女性です。彼女はお父さんを幻聴のせいで刺殺してしまい、以来ずっと入院を続けておられます。幻覚妄想を抑えるために**ドーパミン遮断剤**⑧という種類の向精神薬が相当量出ていますが、それでも幻聴は活発に続いていて、診察中でも、時折、幻聴に聞き入って、眼前の私のことを忘れて没我状態になっていらっしゃるのではないかと感ずることもあります。

Mさんと私は一〇年以上も比較的当たり障りのない関係で、一週間に一度手紙に書き溜めてこられる訴えをMさんが読み上げ、私がそれを拝聴するという淡い交流がずっと続いていました。手紙の内容のテーマは要約すれば、自分の命はもう長くはない、自分は日本が戦争にならないために存在している仏であって、外務省から迎えがもうすぐ来て退院し、それから一年後に自分は死ぬので葬式の準備をしなければならない、何百個もの紅白の葬式まんじゅうがその時には必要で天皇陛下、中曽根総理、病院の理事長などの参列者にそれを配らなくてはならない、自分が死ぬことで戦争が始まるから総理は自分に早く死んで欲しいと言ってくるなどと、その都度その都度の時事ネタを取り込みながら（たとえば参列者にレーガン大統領が加わるなど）微妙にストーリーや登場人物の細部が変更されつつ繰り返されるものでした。

幻聴で退院の日付が示されるのでその都度彼女は私に別れを告げ、退院許可を求められ、その都度、「どうぞお迎えが来れば退院していただいて大丈夫ですよ」とお答えし、お迎えが当日来なかったことに彼女は大変立腹され、「化かされた」と言って調子を崩すといった繰り返しが年中行事のように四〜八ヵ月くらいの周期で繰り返されていました。面談は毎回、まずは彼女が入室されると大抵は季節の話題や便秘や白内障の訴えとそれに対する対処、同室者への不満など現実的な事柄を何分か手短に話し合った後で、宣言文のような上記の内容の手紙の朗読をお聞きして終わるのが常で、私の訪問を彼女はほどほどに楽しみに受け入れてくださっていたように見えました。

ところがこうした関係が続いて七〜八年も経ったある日の面談の時に、今まで見たことのないような険しい形相で入室されてきたMさんは着席するなり、「先生がそんな人だとは思いませんでした。嫌なら嫌と言ってください。主治医は代わってもらいます。あなたのことは許しませんよ。もう来ないでください」と切り口上でまくしたてられ、私に一言の反論も許さずに部屋を出ていかれました。呆然として座ったまま取り残された私がしばらくして思い当たったのは、そういえば、その前の週の面談の時に私は少し風邪気味で咳をこらえていたのでいつもより少し受け答えに余裕がなく、どこかで早めに診察を切り上げたいと思っていたのかもしれないということでした。それが当たりなのかどうか自分でももちろん確信は持てないのですが、その時のMさんの顔がわずかに怪訝そうであったような漠然とした印象が思い起こされました。

その明くる週、彼女は私に会うのを拒否していると看護師さんから伝えられ、「また来ますね」とだけ伝えていただき、そうして会えない週が何回か続きました。そうこうしているうちにMさんはインフルエンザになり、それはそれとしてインフルエンザの治療のことをベッドサイドで説明したり、必要な処置をするうちに彼女と私の関係はだんだんと元の関係に戻っていき、二〜三ヵ月後にはまた手紙を朗読してくださるようになりました。しかしこの出来事以降、元と同じように見えて彼女と私の関係はどこか微妙に変化したようにも思います。

(8)　中脳と側頭葉近傍の側坐核を結ぶドーパミン神経系の過剰機能が幻覚妄想を引き起こすというドーパミン仮説に基づき、ドーパミン受容体を占拠して遮断する薬剤をこのように呼ぶ。

同じものが同じになる基本的枠組み

たとえば私達は日々スマホやPCを使って文書を打っていますが、その下支えをしているATOK2015とかマイクロソフトIMEとか、変わったところでは私が愛用していた富士通のJapanist

などの文書作成ソフトのことを、スムーズに文書が書けている限りはほとんど意識せずにいます。こうしたソフトは各々その文法を学ばなければ意味不明な機械語で書かれていますが、各々のソフトには独特の癖があり、いくら文書の書き手ががんばってもできない変換はできないし（たとえば富士通のJapanist は親指シフトといって親指を使って驚異的な早打ちが可能なキーボードと連携させることができますが、もちろん他のソフトではそんなことはできません）、何らかの理由でうまく文書の変換ができなくなるとたちまちそれぞれのソフトの癖が表立って出てきます。

精神医学の診断の基本的な原理の一つは、比喩的に言えば今問題になっている症状が文書それ自体の問題なのか、この機械語の部分の問題なのかを問うことです。書き手が書いた文書があまりにも卑猥で公にするのをはばかられたり、あるいは特定の人達を非難するヘイト・スピーチだったりという問題と、文書作成ソフトが単語の連なりをうまく認識できないという問題とは言うまでもなく異なった現れ方をするはずだと考えるわけです。後者の場合、その間違い方は規則的に同じように反復されるはずで、生活歴や置かれた状況、教養の厚みといった個人の特徴とは独立して、同じソフトを用いた場合、極端に言えば世界中のあらゆる人の文書に共通の誤りが繰り返し出現することになるはずです。統合失調症性の症状、たとえばタオルが掛けられているのを見てそれが**タオレロ（倒れろ）という命令だと受け取って内科外来で匍匐前進を始めるといった症状**[9]は、ドイツ人であろうと日本人であろうと近代社会が成立していればグローバルに出現する症状で、そういう点でこうした症状は人間の体験の形式を規定する基本ソフトに由来する問題なのではないかという考えが、**ヤスパース**[10]以来、精神医学の診断の基本原則の一つとなってきました。

　私達の体験を規定する基本ソフトがもしあるとして、私達はそれを用いてしか世界を認識できないわけですから、この基本ソフトのことを私達が直接経験したり吟味したりするのは難しいのではないか、**カント**（Kant, Immanuel　一七二四―一八〇四）は『純粋理性批判』という本の中でそういった趣旨のことを言っています。こうした基本ソフトをカントは**超越論的**[11]というちょっと格好の良い形容詞を付けて呼んでいますが、それが私達の体験を成り立たせている下部構造というか、フレームのような事柄を指していることを考えると、「超越論的」という形容詞はちょっと誤解を生むようにも思えます。なぜかというと「超越」という言葉は何かより垂直方向の高みにある高次の存在を類推させ、たとえば真理と呼ばれる何事かであったり、あるいはそこにたどり着けば私達の人生の苦悩が解決される知恵が存在しているかのような連想を惹起するからです。

　しかし、実際には、文書作成ソフトで文書を作成している時に、機械語で書かれたプログラムに条件づけられていてその法則からは逃れられないのと同じように、超越論的枠組みは、私達が物事を体験する時にこの体験というものを成立させている基本的な枠組みのことを指しているのですから、私達の体験の向こう側にある何か隠された真理といった連想をすると少しそのニュアンスがずれてしまうような気がするからです。

　超越論的枠組みの議論において重要なのは、カントがこの私達人間の体験を紡ぎ出す基本ソフトが揺らぎうるという事態を想定していなかったことです。カントにとってこの基本的なフレームは体験というものが成立するためには唯一無二の構造であって、別の基本ソフト、別の超越論的枠組みが存在しうる可能性は想定外でした。ところが現在、いわゆる健常人と呼ばれる多数派が自身の体験を成立させるために用いている超越論的枠組み（基本ソフト）とは異なった基本ソフトを用いて世界を体験している人達が少なからず存在するという考えは、おそらく相当多くの精神科医が同意するところでしょうし、**自閉症スペクトラム障害**(12)の世俗化によって世間一般に相当程度共有されている見解のようにも思われます。

（9）妄想知覚。ドイツ語ではWahnwahrnehmung。知覚そのものは正しく行われているのに、その解釈に問題がある二分節性が特徴とされる。たとえば上記カプグラ症候群も、近親者の顔の認知は正しく行われていながら、その解釈が問題となるという意味で妄想知覚の一種である。たとえば「妻が浮気をしている」などという妄想は、知覚部分がないので、妄想知覚ではない。妄想知覚は中脳辺縁系のドーパミン過剰が背景にある時に出現しやすい。

（10）Jaspers, Karl（一八八三—一九六九）。ドイツの哲学者。精神医学の理論的基礎を確立した。『Allgemeine Psychopathologie』（原著一九一三年出版。西丸四方訳『精神病理学原論』みすず書房、一九七一）。了解の概念を精神医学における支柱として確立した。

（11）transzendentalの訳語。カントは『純粋理性批判』の後に、実際に、『実践理性批判』という本を書いている。基本ソフトの性格や使われ方を『純粋理性批判』が扱っているとすると、『実践理性批判』では、実際にその基本ソフトを使って行動や体験をしてみた時にどうなるかが、示されている。しかし他方で、超越という言葉は、たとえばハイデッガーでは、本質への跳躍に近い意味で用いられている。ドゥルーズはこの意味での超越に対して終始戦闘的で、形而上学がもろもろの現実に存在している者から、存在という本質を看取する営みであるとするなら、ドゥルーズは反形而上学的であるともいえる。ハイデッガーの超越については、第４章を参照。

(12) アスペルガー症候群、広汎性発達障害、カナー型の中核的自閉症のすべてを総括して現在、このように呼ばれている。

たとえば視覚失認の場合、「靴」は、その都度環境世界との間の結節点として結晶するベルクソンのS点を剝き出しな形で反映する「靴のようなもの」に変貌してしまいます。カントは超越論的枠組み、つまり体験を成立させるための基本ソフトにもともと組み込まれている一二種類の特性の中に、「実体とは実在的なものが持続すること」を挙げています。靴がその普遍性のくびきから放たれて本来の様々の靴のようなもの（＝多様なもの《Das Mannigfaltige》）へと還元されてしまう視覚失認の体験では、明らかに『純粋理性批判』でカントが挙げた体験の基本ソフトの一部が成立しない状態になっているように見えます。この場合、靴をいつも過不足なく靴と容赦なく断定し、同じものに保ち続けている枠組みが超越論的な枠組みだとすると、神経系の解体という観点から考えるのであれば超越論的な枠組みの緩みによって動物としての意識の素地が脱抑制を起こしてあらわになるというジャクソニズム的な見方(13)さえ可能でしょう。無数の靴のようなものをただ一つの退屈な靴へと収斂させる機構こそが、ここで解体する超越論的枠組みだとすれば、統合失調症における物の入れ替わり体験やカプグラ症候群でも、同様に同じものが同じになる超越論的な枠組み、体験の基本ソフトの緩みによって動物的な意識の素地が剝き出しになっているのではないかという連想は前節で指摘したように当然働きます。

そもそもカントの『純粋理性批判』における超越論的枠組みは、動物における意識あるいは動物の体験には当てはまりません。動物の表象は、目の前にあるものに対して実在的ではありますが、一時間前に見た対象と今見ている対象は動物にとっては同じものではなく、その点で動物には人間におい て自明であるようなカント的実体は初めから存在しないからです。動物の体験には、超越論的な枠組みは存在しません。少なくとも『純粋理性批判』で提示された枠組みのいくつかは人間の体験に固有の性質だと思われます。

しかしすでに触れたように、同じく何らかの形での超越論的な枠組みの変化の結果生じてくる事態であるとしても、視覚失認の場合と統合失調症の場合ではその様相は大きく異なります。統合失調症で起こっている事態はどのあたりのレベルで起こっているのか、その範囲を絞り込むために、症状と脳との距離、「私」と脳との距離のことを次章で考えてみたいと思います。

最後に、念のためカントの難解な著作『純粋理性批判』について、本書の文脈で要約しておくとすればおおむね以下のような理解になります。

こころの外には物自体が存在しますが、我々は物自体を何らかの加工した形でしか知覚できないので、生の（あるいは素《す》の）物自体は決して直接知覚することはできないとされています。

またこの加工には一定の手順が決まっていて、それは予め変更の余地のない仕方で与えられており、『純粋理性批判』とは、物自体を加工して経験対象とする一定の手順の法則を取り出そうとした試みということになります。

超越《Transzendenz》という言葉はカントによって広まりましたが、カントにとっての超越的(transzendental)とは、「実際の知覚ではなくて、知覚を成立させているその基盤にある手順の方をここでは扱っています」という但し書きだと考えると分かりやすいでしょう。ただし、カントはこの手順の法則は唯一の真理であり、他に経験を可能にする基本ソフトがあるかもしれないという可能性については考えませんでした。そこから、純粋理性と真理を結び付ける傾向性が生まれ、この傾向性から存在を存在者より優位におき、超越を存在への一種の跳躍であると考えるハイデッガーの考えへの地平が開かれることになるのです。

そしてこのあと本書では、カント的「実体」とか「実在」という言葉が何度も出てきます。カント的実在とは、その場その時には確かにあるけれど移ろいゆくもの、たとえば情動など。カント的実体とは確固として目の前に存在するもの、私達人間の目の前にある靴やりんごやその他外界にあるあらゆるもの(122~123ページ参照)というような意味で捉えておいていただければ理解しやすくなるでしょう。

(13) 脳は発達的に古い順番に層構造をなして構成されていて、発達的に新しい層ほど侵襲に弱い傾向があり、発達的に新しい層が障害されると、発達的に古い層が脱抑制を起こして、通常は抑制されている行為が顕在化すること。一九世紀のイギリスの神経科医、ジョン・ヒューリングス・ジャクソンの説で、多大な影響を後世の神経学に及ぼした。

第2章

「私」が成立する脳的条件

オートポイエーシスという考え方

とりあえずまずは私の体の境界線と私の境界線は異なっているというところから始めてみたいと思います。私の体はどこまでが私の体でどこからがそうでないのか、一見その境界は誰にでも簡単に分かりそうですが、たとえば爪は私の体の一部なのか、垢《あか》は私の体の一部なのか、自己血輸血のために自分から取り出した血液は私の一部なのか（実際にエホバの証人の方の場合、手術の際にこれは大きな問題になります）、髪の毛はどうなのかなどなど、個々に考えるとなかなか答えにくい問題がたくさんあります。インプラントした歯は自分の体の一部なのか、口から入って消化された食べ物はどこから自分の体になり、どこまでは自分の体ではないのかなどとさらに突っ込んで考えると、なかなか簡単には答えを出せない問いを数多く思いつくことができます。

この難問に一つの答えを出したのが、**オートポイエーシス**(14)という考えです。少しややこしいのですが、オートポイエーシスの考えでは、自分自身を再生産するための要素である限り体の一部であるという定義になります。ですからたとえば皮膚が代謝に参加し、皮膚を形成するための働きの一部として機能している限りそれは体の一部ですが、角質になって体の代謝との接点を失ったとたん、もはやそれは体の一部ではないことになります。食物が咀嚼され消化管に入った時でもまだそれは自ら代謝に参加してはいないので体の一部とはいえませんが、たとえば消化されてコレステロールになった時にはどこでコレステロールになっているかは別にしてそれは体の一部でしょう。

オートポイエーシスの考えでは、体は非常に複雑な相互作用から構成されてはいるものの、自らを再生産しながら循環する要素の集合体で、この集合体の一部である限りは自らの体の一部であり、そこから外へ出ればもはや自身の体ではないような一つの閉鎖系として定義されます。ですから物質的には一年も経てば体を構成する物質の大部分は元の物質ではなくなり入れ替わってしまっていますが、私の体はずっと私の体であり、この循環が停止した瞬間から私の体は環境世界の物質と区別のつかない単なる物質となってその形状もしまいには保てなくなり崩壊してしまうことになります。それが生き物の死というものだとオートポイエーシスの考えでは定義されています。

(14)　一九七二年にチリの生物学者ウンベルト・マトゥラーナ（Humberto Maturana　一九二八―　）とフランシスコ・バレーラ（Francisco Varela　一九四六―二〇〇一）が提唱。河本英夫が本邦では活発に紹介。複雑系のシステム論の一つ。複雑系とは系を構成する要素がそれぞれに絡み合って構成素それぞれの単純な和を超えた新たな性質（創発）が生ずることをいう。オートポイエーシスとは、auto+poiesisを組み合わせてできた造語であり、自己＋産出を意味するギリシア語からできている。つまりその構成素が構成素自身を作り続け、しかも構成素の総和としては新たな質を担う全体を構成するような系のことをいう。

体の境界線から意識の境界線へ

この見事な体の定義を目のあたりにして、「私」の境界もオートポイエーシス的に定義できるのではないかという誘惑が生ずるのは当然でしょう。ただし、一足飛びに「私」を問題とするのではなくて、まずはダマジオが**コア意識**⒂と言ったりしている鳥以上の動物に共通する意識を問題にしましょう。

⒂ Damásio, R. António（一九四四— ）。ポルトガル出身の神経内科医。意識の成り立ちにおいて情動を重視する。コア意識とは、言語と無関係に成立する原始的な意識のこと。認知の効率化のために、認知されたものを身体反応（心臓の鼓動など）でタグ付けして短絡化し、判断のために要する手間を省くための機能が情動であるというソマティック・マーカー仮説で有名。

意識についてオートポイエーシス的な定義はどのようになるのでしょうか。意識を構成する構成素を何にするのかがまずはいちばん要の議論となるのですが、これはしばしば言われているようにニューロンではうまくいきません。というのは、意識の本体は一種の情報価であるのに対して、ニューロンは純然たる物質であり、ニューロンはそのままではどうがんばっても意識を再生産する構成素材にはなれないからです。この問題は結局長年いろいろな人を悩ませてきた心身問題と呼ばれる議論と同根なのですが、この本では**池上高志**⒃氏の**サンドウィッチ理論**⒄をとりあえず採用しておきたいと思います。非常に単純に言ってしまうと、心と脳を二枚のパンと考えて、これをサンドウィッチとして仕上げる具材の候補、つまり媒介項を考えるというのがその骨子ですが、私達は『脳を通って私が生まれるとき』において、ニューロンの再入力の渦が、意識を考える上では随分座りの良い具材の候補であると考えました。

「再入力の渦」とは聞き慣れない言葉かと思います。前著で検討した神経ネットワークの現象を指しているのですが、今後も言及することが多いので、まずはここで簡単に説明しておきましょう。私達はジェラルド・M・エーデルマン（Gerald Maurice Edelman　一九二九―二〇一四）を参照しながら、意識の構成素はニューロンの再入力なのだという考えを採用しています。ここでは特に表象を成立させる意識について考えた場合、表象とは圧倒的に記憶なのですが、たとえば「狐」という記憶と表象の関係は古典的な記憶論では図－8のように脳の中にある「狐」表象と実際の狐のマッチングとして考えられます。エーデルマンの記憶論はこれとは違います。

　エーデルマンの記憶論では図－9のように、潜在的状態においては外界から「狐」が来たときに惹起される可能性のある複

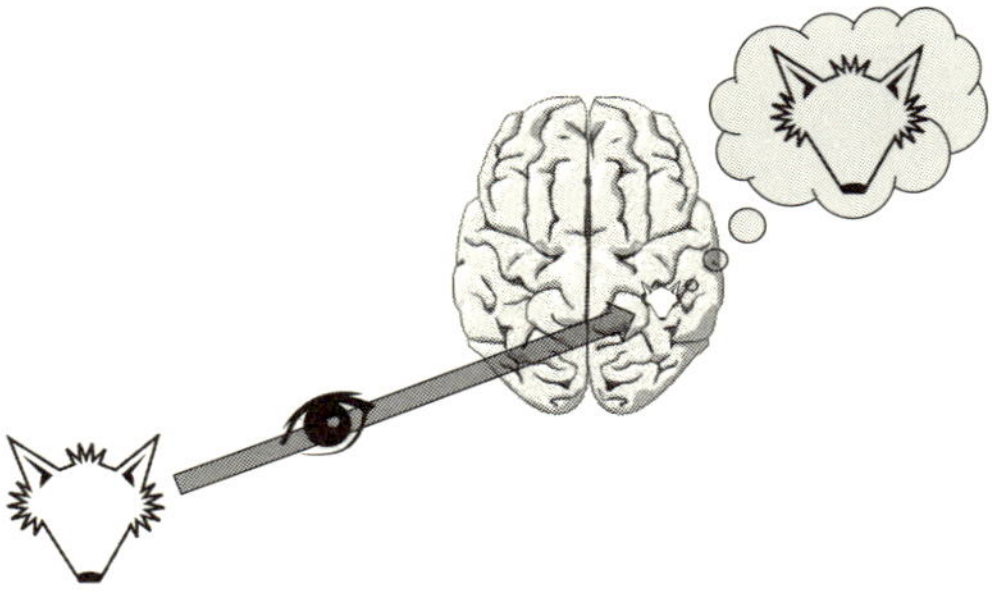

図－8　古典的な記憶論に拠る表象生成の模式図

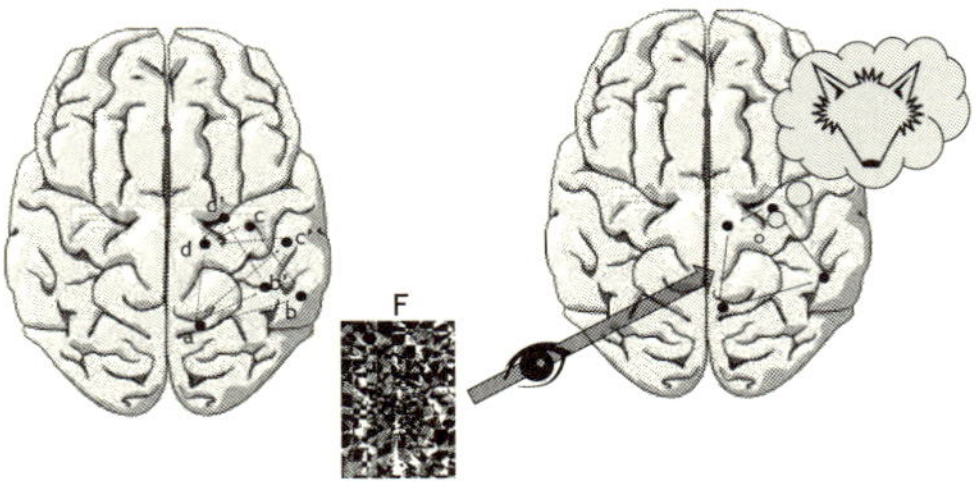

図－9　エーデルマンの考える記憶と表象の関係

数の神経サーキットが脳には用意されていると考えます。しかし、これは意識化される以前には、あくまで潜在的なシナプスのつながりという形で存在しているだけであって、そもそもどれが実際のサーキットの範囲なのかも確定されているわけではありません。そこで何か特定の刺激（狐のようなもの）による撹乱を受けると相当高い確率で脳が選択する表象が「狐」なのであって、表象は圧倒的に脳内のニューロン同士の相互接続の効果として生み出される記憶の産物と言えます。この相互接続が再入力と呼ばれているのです。

この再入力は皮質・皮質間や皮質・視床間で高密度に形成されますが、なぜ「再」なのかと言えば、一方で一次視覚領野とか一次聴覚領野など末梢の知覚とほぼ一対一の対応関係を持っているいわば脳の入出力ポートでは、外界の情報が圧倒的に一方向的に入力・出力されるのに対して、高密度再入力領域では、どちらからどちらへと情報が伝達されるのかが決まっておらず、渦のように流れの方向を刻一刻と変化させ、ニューロンが相互に再入力することによって表象を形成することになるからです。

再入力の渦は、一方では電気的な放電という物理的な存在であるのと同時に他方では情報価を持つという二重性があり、この点が脳と心という二枚のパンに挟むための具材の候補としては大変優れた特性となります。再入力の渦が実際どのようなものかは後でもう少し詳しく触れますが、ここはそのまま先へ進みましょう。

(16)　一九六一―　。複雑系、人工生命が専門。東京大学大学院情報学環教授。『動きが生命をつくる――生命と意識への構成論的アプローチ』青土社、二〇〇七、『生命のサンドウィッチ理論』講談社、二〇一二

(17)　サンドウィッチ理論とは、複雑系を構成する媒介項を、二つの次元が異なる事象の間に介在させ、次元の違う事象同士が結び付くメカニズムを説明する理論。たとえば脳と心を例に取ると、具材である再入力の渦は、ニューロンが産出するものという性質と情報価という心が持つ性質を複雑系として創発することで同時に担うことになる。

ニューロン同士の再入力の生成には大脳皮質と視床(18)を必要とします。ですから、すべての生物に意識（あるいは表象の生成）が可能なわけではなく、鳥以上の脳を持つ生物だけがコア意識を持つポテンシャルがあるということになります。

しかしこの場合、その場その時に出現する表象が相互に連鎖し一続きであることはその本性上要請されません。カントにとっての実在がそうであったように、再入力によって生成される表象は瞬間瞬間で途切れ途切れでばらばらな性質を帯びたものです。コア意識にとってその場その時に現勢化される過去の経験が残した痕跡の総体が、その場その時の状況に触発されて実体化することは生存のために重要かつ有用ですが、その時出現した表象とその五分前に出現した表象とが関連づけられることにおそらくそれほどの利点はありません。

今の私の体と五分前の私の体の連続性と同じような連続性を今の私のコア意識と五分前の私のコア

意識はおそらく持っていません。五分前の状況は、多くの場合には五〇分前よりも、今に似た状況にありますから、隣接による類似性は当然存在すると思われますが、恋人と会っている今の意識は、仕事をしている時の三時間前の意識よりも、一週間前にやはり恋人に会っていた意識の方にはるかに共通要素が多いようにも思えます。

身体は一瞬たりとも基本的にはその円環的反復を止めることはできず、たとえば冬眠状態のように代謝を極度に落としてしまうと、そこから無事に回復させるのは相当の技術を要することになります。いわんや、いったん代謝が止まると極めて短時間の間に身体は身体ではないものへと取り返しのつかない形で変質します。しかし、コア意識はそうではありません。麻酔の例に端的にみられるように意識の痕跡も残らないほど深い麻酔状態にしてもほとんどの場合、そこからの完全な回復は可能です。さらに一晩の眠りの内に何度か訪れる深睡眠の時にも、意識はとりあえずは途切れているといっても良いでしょう。

ただ、コア意識はとりあえずは主には私の脳に刻印された**シナプス**[19]連結の総体（あるいは場合によってグリア細胞なども一部関連しているとしても）が「今、ここ」における内的・外的環境に触発されて産出する表象である以上、どこからが私の表象で、どこからがあなたの表象なのかが分からなくなるといった事態は起きそうになく、とりあえずは身体と同じように閉じた体系であるとは言えそうに見えます。ただし、その本体が再入力の渦という一種のリズムであると考えるなら、身体と比べると外へと開かれるポテンシャルは存在していると考えるべきでしょう。

(18)　脳の中心部にあって、視覚・聴覚・触覚が末端から大脳皮質へ連結される中継点となる。脊髄の最末端部と捉えることも可能（巻末の付録図－3参照）。

(19)　ニューロンとニューロンを結ぶ結び目をシナプスと呼ぶ。送り手のニューロンの軸索終末と受け手のニューロンの樹状突起の間隙を指す。ここに様々の神経伝達物質と呼ばれる化学物資が分泌され、送り手のニューロンが運んできた電気的信号を化学的信号に変換し、再び受け手側のニューロンで電気的信号に変換する作業が行われる。通電される度に伝導率が変化することで経験の痕跡がシナプスに残される。

再入力とは何か、再入力の渦とは何か

ここで再入力についてもう一度考えてみましょう。というのは、動きが生命をつくる、あるいは心をつくるという池上高志氏の考えを受け入れた上で、その動きが何の動きかという点を再入力の渦と考えることは、本書の大きな結節点となっているからです。そして、私達の議論のバックボーンとなって何度も繰り返し登場する**ベルクソンの縮約という出来事を私達は再入力の渦と等価なものとして説明したい**と考えていますから、この言葉にここでもう少し立ち入っておくことは大事だと思われるからです。

運動する生き物の外界からの刺激に対する「動き」は**感覚運動反射**として捉えられます。図－10に感覚運動反射Aと再入力の渦Cを模式的に提示しました。感覚運動反射は脊髄反射がそのモデルです。多分、読者の方もご存知の膝を打腱器で叩くとカクッと足が跳ね上がるというやつです。膝が打たれたという知覚が脊髄に伝わり、脊髄前角の運動神経を刺激して、それがそのまま発火して膝を曲

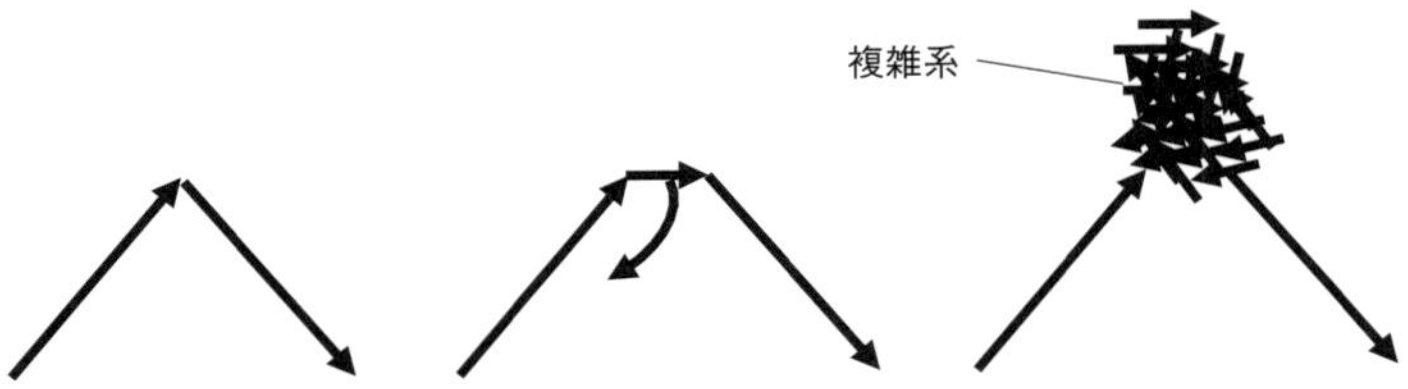

図－10

げるための筋肉を収縮させるというのがその構図です。これに対してほとんどの感覚運動反射は、実際には脊髄反射のように知覚神経と運動神経の二本からなっているのではなくて、Bのように介在神経を経ています。

当然のことですが、Bのような介在神経が中間に入ることで、反射の遅延が起こることになります。さらに外界からの刺激は決して一種類ではありませんから、視覚とか聴覚とか様々の刺激の入力がまずは加算可能な形式に変換され、複数の介在神経が合流して一つの目的となる神経を刺激することで実際に加算され、その最終的な総和が運動神経へと出力されて、筋肉を駆動する。これが通常の神経系の感覚運動反射になります。さらに、介在神経の重要な働きにはフィードバック機構があります。自らを刺激してきた神経に抑制性あるいは興奮性の刺激を刺激し返し、それによって出力を適切に調節することがその役割です。図－11、図－12にクラゲの中枢神経系の模式図を示しましたが、クラゲの傘の末端をぐるりと円形に囲む環状の中枢神経は、こうした介在神経の見事な実例でしょう。図－12も十分に複雑で精妙なメカニズムのように見えますが、実はこれは一三系統にも及ぶクラゲの神経経路を分かりやすく表示するために単純化して示したものです。

このクラゲの中枢神経システムには、ナトリウムで駆動される緊急事態が起こった時用の神経系統とゆらゆらとした律動的な遊泳を司るカルシウムで駆動される神経系統があります。図－12のアクソ

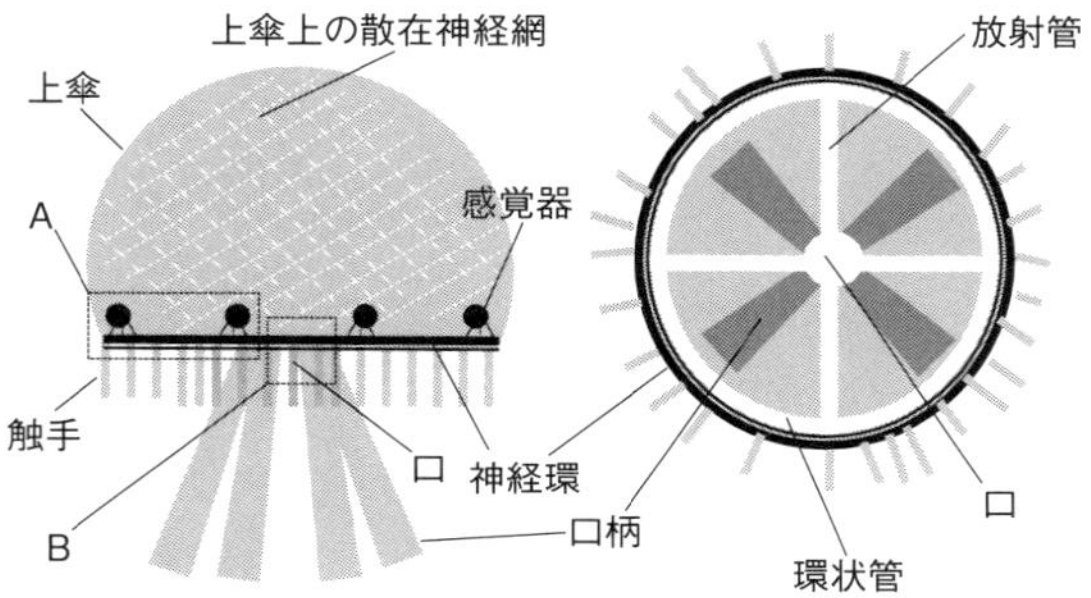

図－11　クラゲの中枢神経系模式図

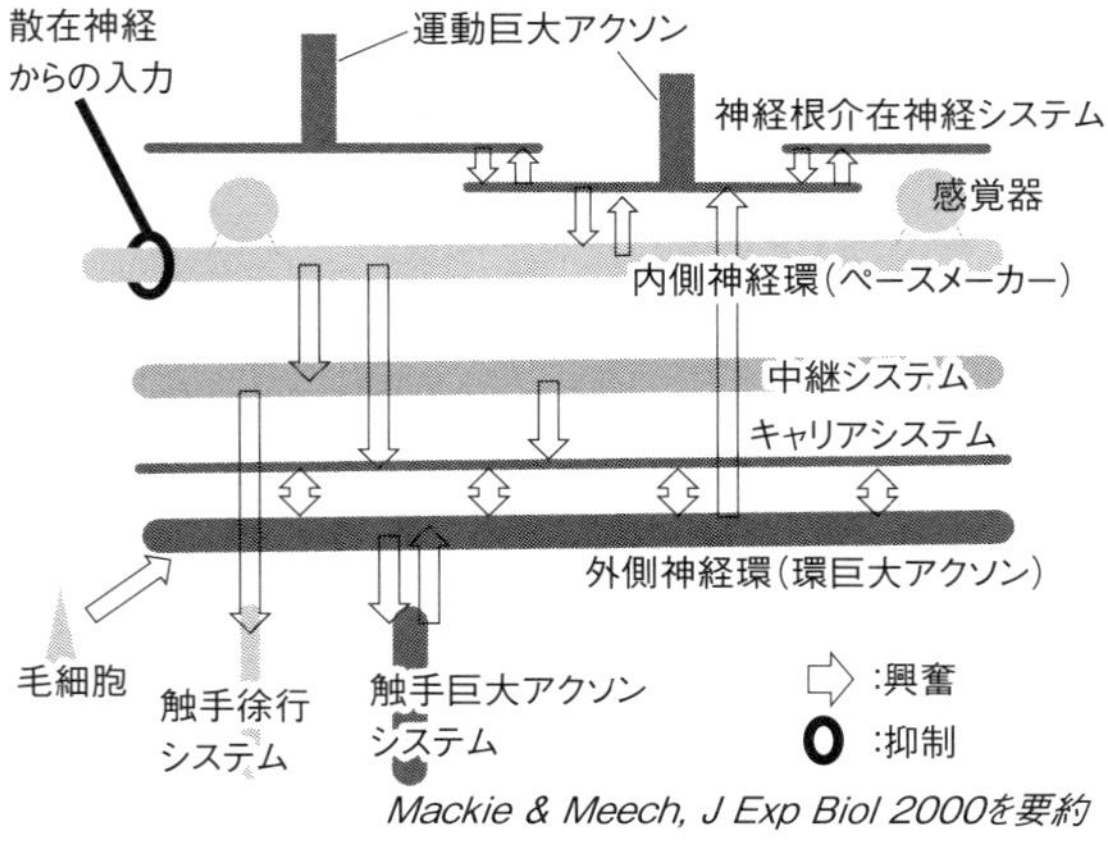

図－12　クラゲの神経経路の模式図

ンというのは、ニューロンから出ている長いひも状の連結線維のことで、巨大なアクソンは素早い刺激の伝達を担保しています。散在神経は傘に広く分布する網の目状の原始的な感覚神経で、毛細胞や感覚器からの入力と同じように、外界からの様々の刺激を入力しています。そして、ナトリウムで駆動されるシステムは脊髄反射のように感覚神経と運動神経が直接連結されていますが、カルシウムで駆動されるシステムにおいては何段かの複雑なフィードバック機構が介在しており、ナトリウムで駆動されるシステムと比べると何十倍もの反応の遅延が起こることになります。しかし他方で、どんなに複雑に見えても、こうした感覚運動反射の特徴は、一意的、一方向的です。一つのニューロンからもう一つのニューロンへの刺激の伝達方向は固定されており、予め定められた向きに、予め定められたルートを通ってしか情報の伝達は行われません。

これとは対照的に図-10のCの再入力の渦においては、ニューロンの伝達は双方向性でかつどの方向からどの方向に伝達が行われるかが前もって決まっておらず、体験内容に応じて伝達の方向はその都度後付けで確定されるのが特徴です。ただし、誤解がないように付け加えておくと、これは一つ一つのニューロンについて言えることではなくて、ニューロンの束同士を問題にした場合についてのみ成り立つ関係であって、一つ一つのニューロンはクラゲの感覚運動反射と同じように興奮性の刺激を一方向性に伝達することができるだけなのですが、この点は今回はあまり立ち入らないことにします。こうしたニューロンの束の相互入力が数十ミリ秒の単位で行き来することで生み出される動きが、興奮の単純な総和を超えた新たな質を創発するというのが、再入力における要となる仮説です。

池上氏は、インターネットにおけるクラウド式コンピュータ相互の巨大な相互情報交換が生み出す渦においても、一定以上の複雑さのレベルにそれが達した時には、そこから神経系と同じような新たな質が創発されるのではないか、つまり心が生まれるのではないかといった考えを述べておられるのですが、この発想は再入力において起こるこの出来事があくまでも物質的な出来事なのだという考えを宣言するものです。この発想は、心を神の息吹の延長線上として考える生気論との決別を明確に示しています。

二〇一六年の精神病理学会での池上氏の講演後にフロアから生命の尊厳をめぐって鋭い抗議が提起され、論闘となったのですが、物質がいかにしてその限界を超えて生命になるのか、あるいは心になるのかを論じているという点で、池上氏の考えは究極の無神論といえなくもありません。そう考えると、フロアからの怒りを帯びた反論は論述内容そのものの適否は別としても、その情動においてはこうした考えに初めて晒された私達に当然あってしかるべき反応ではなかったかと思うのです。

交互の再入力の渦によって数十ミリ秒の単位で同期する大脳の領域は典型的には視覚・聴覚といった一つの感覚モダリティ（五感の一つ）に限定的ではなく、感覚横断的で複数の大脳領域にまたがっています。ここでも誤解がないように断っておかなければならないのは、複数の感覚が統合されればそれが表象になるという考えとこのことは違うという点です。もしそうであるとするなら、クラゲにおいてはロパリウムという感覚器が傘の周囲に何個かぶら下がっていて、この感覚器は重力と光を感知することができ、それが総合されてカルシウム駆動神経系に入力されるので、これも一種の表象ということになってしまいます。しかし実際はそうではなくて、再入力の渦によって複数の大脳領域が連結されることで生ずる表象が、個々の感覚の単純な総和には還元できない新たな質を獲得するという点が重要であって、このような新たな質を持った表象を括りだす働きを、私達はベルクソンの縮約と等価なものと考えたのです。

コア意識から次の節の「私」の境界線の問題に移る前に、再び立ち止まって、この章でたびたび話題にしているエーデルマン（Gerald Maurice Edelman　一九二九―二〇一四）について少し触れておきたいと思います。エーデルマンは、アメリカ人の生化学者で、抗体分子の研究で一九七二年にノーベル賞を受賞しました。その後、意識についての研究に興味の対象を転じ、*Bright Air, Brilliant Fire*, *Wider than the Sky* という意識についての有名な三部作を出版しました。いずれも一般書です。本書での議論は *A Universe of Consciousness: How Matter Becomes Imagination*（共著、二〇〇〇年、リプリント版二〇〇一年）に多くを拠っています。エーデルマンの意識論で、最もよく知られているのは、神経細胞群選択説（TNGS: Theory of Neuronal Group Selection）と呼ばれている仮説です。この仮説の骨子は、脳のハードウェア、ソフトウェア、そして今ここでの体験のそれぞれにおいて三重に神経ダーウィニズムと名付けられた不確定性を残した選択が行われるというものです。

神経ダーウィニズムというのは、脳によって準備された、いくつもの選択肢の中から、その場その時の状況に応じた適者生存によって一つの解が自動的に選択されるというもので、集団的思考とも呼ばれています。実際のダーウィニズムもそうですが、選ばれるのが最適解だとは限らず、気まぐれで偶発的な予測不能性が残ることが重要で、そのことが逸脱行為へとつながるリスクとともに予測不能の自然に対処する思いもよらぬ正解へと導く可能性にもつながることになります。エーデルマンは、コンピュータやチューリングマシンになぞらえたモデル、すなわち、プログラムやアルゴリズムという目指すべき教師が存在するという前提のもとに成り立つモデルとは対照的なモデルとして、教師なしに自動生成する認知機構としてＴＮＧＳを構想しました。脳が置かれているその場その時の身体内外の状況は千差万別ですから、選ばれる解は常に流動的で、「一期一会」的ということになります。

脳のハードウェアの適者生存とは、具体的に言えば、胎児からの脳の解剖学的構造、つまり脳の配線の形成です。視覚なら視覚、聴覚なら聴覚の入力に呼応する仕方で、配線の刈り込みが行われ、最初は高い可塑性を示す脳が最終的には、たとえば亜熱帯に育った人はイヌイットほど多くの種類の白色を弁別できない、日本人であればＲとＬの発音が聞き取れないなど、成人するとその配線上の制限は不可逆的になります（発生選択）。ソフトウェアの適者生存とは、とりあえずはハードウェアとして、つまりは配線としてはある程度出来上がった脳において、様々の体験が積み上がることで、どの配線の通りを良くし、どの配線の通りを抑えるかが選択され、様々の伝導性を示すシナプスの組み合わせという句読点のない記憶の素材が形成されることです。この個々の配線の伝導性は体験によって常に組み換えが行われ、原理的には死ぬまで可塑的・可逆的ですが、コンピュータのプログラムと同じであまりにもマッシブに書き換えられた伝導性の全面的な変更は、実質的には極めて難しいということもありえます（経験選択）。そして最後に、こうして形成されたシナプス網を通って繰り返しニューロンの発火が起こり、そうして生まれては消えるうたかたのような無数のシナリオ、すなわち表象候補が生成されます。そしてこの表象候補から、今ここでの表象が「一期一会」的状況と出会うことで実体化されるのです（再入力）。これがTNGSの三つの神経ダーウィニズムです。

五感の知覚的入力の挿入部では、発生選択の結果、視覚なら視覚、聴覚なら聴覚が特定の脳の部位に不可逆的に配置されるので、特定の脳の部位に特定の機能が宿る局在化が起こることになりますが、再入力が盛んに行われる領域では、その都度、活性化される部位は課題によって異なっており、再入力が起こることが意識とするなら、意識はその都度課題ごとに異なった部位の活性化に伴って生ずることになりますから、意識の局在化は不可能ということになります。ダマジオのコア意識のことを、エーデルマンはこの流動性にちなんでダイナミック・コアと名付けています。こうしたエーデルマンの立ち位置は特定の脳の部位には特定の機能が配備されていると考える局在論とも脳はどの部位でも基本的には差異はなく等能力である"equipotential"と考える全体論とも区別して大局論と呼ばれているそうです。

意識の境界線から「私」の境界線へ

さて、意識あるいは心を再入力の渦と等価な表象だと仮定したとすると、それでは「私」はどうなのでしょうか。たとえば、インプラントの歯は、先ほどのオートポイエーシスの定義では私の身体ではありません。なぜならそれは私の体を再生産するための循環に属していないからです。しかし、代謝に参加していて私の体だと思われる髪の毛の一部以上に、インプラントの歯や人工関節の一部は私にとっては私の体の一部となっているように感じられます。野球選手のバットなども、おそらく髪の毛や爪よりも、試合でボールを打とうとしている野球選手にとっては、より身体的であるようにも思えます。逆に、歯をすべてインプラントにしても、関節を人工関節にしても、腎臓の移植を行っても、私が私であることや、あなたがあなたであることが揺らがないのは間違いないでしょう。

では、身体のどの部分が失われると私が私であることは揺らぐのでしょうか。やはり私が私であることが揺らぐのは、身体の中では脳の破壊と関係していることは間違いないでしょう。では脳は少しでも損なわれれば私が私であることは揺らぐのでしょうか。

脳の中の**内包**[20]（巻末の付録図－3参照）と呼ばれている部分が小さな脳梗塞で壊れると、対側の上下肢の麻痺が起こります。ここは白質と呼ばれる脳の運動中枢から手足への指令を伝達する線維が格納されている場所なので、ここの線維が切れると脳の指令が手足に伝達されなくなって手足が自分の意志では動かなくなるからです。しかしどう考えてもこの場合、私の私性は揺らいでいないように思われます。では、指令を出す運動中枢そのものの障害が起きた場合はどうでしょうか。私の私性は揺らぐでしょうか。

ジャクソン発作と呼ばれるてんかん発作がありますが、これは運動の中枢の電気的刺激によってけいれんが起きるてんかんの一種です。ジャクソン発作というのは、たとえば運動中枢のある一次運動領域というところの下方から発作が起きると、対側の手指から発作が始まり、次第にこれが他の体の部位に広がるもので、それ以上広範囲に広がらずに終われば、意識は保たれたままで、数分程度で終わります。この発作の間、ジャクソン発作を起こしている人と私達は会話をかわすことができ、普通にやり取りができますし、後からその時のことをジャクソン発作を起こしている人は覚えていますから、私の私性はそこで揺らいでいるようには見えません。また、脳外科手術をした時に、**側頭葉**（巻末の付録図－1の下参照）の前の方を切り取ることがあるのですが、この場合、視野の上方が四分の一見えなくなることがあります。しかしパイロットとか特殊な職業に就いている人を除けば、多くの人は生活にも不自由は感じません。これもどう考えても私の私性が揺らいでいるとは思えない事例です。つまり脳そのものが損傷を受けてもそれだけで私性がなくなるとはいえない場合がいくらでもあることは間違いありません。

しかし、側頭葉の内側にある**海馬・扁桃核**（巻末の付録図－2のR参照）というところから出てくる**てんかん発作**[21]では、まずは一点凝視、それから口をくちゃくちゃさせて、その後は所在なく生返事をしたり、部屋を歩き回るといった行動が数分から十数分突然起こります。この間、発作を起こしている人は意識がなくなっていて、自分のしたことを思い出せません。買い物をしてレジを出る前に発作になると、会計をすまさずにそのままスーパーを出てしまい万引きと間違われることもあります。ですから素朴な印象ではこの発作の間、私の私性はなくなっているように見えます。これは一般的にもそう考えられていて、てんかん発作で意識がなくなっている間にレジでお金を払わずに通過しても、万引きの罪に問われることはありません。

つまり問題になるのは、脳のどういった機能が損なわれれば、私の私性がまだ保たれていて、どういった機能が損なわれると私の私性はもはや失われていると私達は感ずるのか、その臨界点はどこかということです。

(20) 大脳皮質と脊髄を結ぶ線維の通路。視床・尾状核の外側、淡蒼球・被殻の内側を通る。哺乳類になって出現。
(21) 側頭葉から出てくる側頭葉てんかんの多くは、この海馬・扁桃核由来のてんかんである。前兆としてデジャ・ビュや不安感、悪心などが前駆することや最終的にはけいれんすることも少なくないが、相構造を持つ特異な意識障害が、症状の中核。難治で投薬に反応しなければ外科治療の適用にもなる。

「私」と様々の脳機能の距離

ここで、人の認知の流れを俯瞰した有名な**メスラムの図式**（Mesulam MM. From sensation to cognition. Brain, 121: 1013-1052, 1998）のことを考えてみたいと思います。

メスラムの図式では、末端の知覚から認知への流れは次のように図式化されています。

①一次感覚領野　→　②領域特異的連合野：上流　→　③領域特異的連合野：下流　→　④領域横断的大脳野

脳の解剖に不慣れな方もいらっしゃると思いますから、ここでの術語をまずは少し説明しておきたいと思います。よろしければ巻末の「付録　脳内散策のための小マップ」を参照しつつ読んでいただけるとわかりやすいかもしれません。

①の一次感覚領野というのは、光や音、身体感覚などを取り込む末梢の感覚器からの刺激が脳内で最初に受け取られる領域のことをいいます。様々の外界の刺激によって触発されて生じた感覚は、すべて等質の電気的あるいは化学的信号に変換されてしまった上でこの領域に伝達されてきますから、物質的には外界にあるはずの対象とここで生ずる感覚には対応関係はあってもそれは直接的なものではなく、感覚というものが新たにここで構成された何事かであるのは間違いありません。

さらにおもしろいことには、大脳皮質は潜在的には等しい能力を持った白紙のような状態にあり、たとえば目からの視覚刺激が入力されれば次第に視覚中枢に、耳からの聴覚刺激が入力されれば聴覚中枢にというように入力ポートを中心に当該する刺激に特化した機能分化を後付けで担うことになっていそうだということです。ネズミの脳にかなりラフな形で磁力計を差し込むと後天的に鳥のような方位感覚を獲得するという**池谷裕二氏の実験結果**[22]はそれを裏付けています。

フロイトはこのあたりの脳の事情を鋭く洞察し、本当の意味での中枢があるとすればそれは各感覚刺激の直接の入力ポート周辺の部分だけだと『**失語症**[23]』という本の中で主張しています。先ほど紹介したエーデルマンの大局論における局在の考えは、このフロイトの考えとよく似ています。具体的には、脳の中では、一次身体感覚領野、一次視覚領野、**ヘッシェル回**[24]などがこうした直接的な入力ポートに相当します。

②の領域特異的連合野には、刺激の物理的性質に並行して脳内のマッピングが行われ、色や形や音調などを受け持つ領域がそれぞれ順番に割り当てられていきます。こうした割り当ては刺激さえふんだんに与えられれば機械的な脳内の学習規則によって、自然に形成されます。たとえば**コホーネンの学習則**(25)はこうした脳内の演算装置の有力なモデルの一つです。

こうした領域特異的連合野は、刺激の直接の入力ポートである①の一次感覚領野に隣接する形で形成され、強い感覚特異性（たとえば聴覚系とか触覚系とか）を示します。たとえば巻末の付録表－１では、視覚であれば、①の一次感覚領野であるブロードマン17を取り巻く18や19が②にあたります。③も領域特異的連合野ですが、②よりも統合度はさらに高くなります。たとえば相貌認知であるとか、読字などがこれにあたります。

メスラムの図式での本当の意味での連合野は、複数の感覚領域を横断する処理を行う④の領域横断的大脳野になります。その例としては、当否は別として**ウェルニッケ領野**(26)、**大脳辺縁系**(27)などが具体的には挙げられています。カント的知性が、個々の要素的な知覚ではなくて（視覚とか聴覚とか）、知覚の総合抜きでは成り立たないとされていたことを考えると、メスラム的図式の理解からいえば、領域横断的な大脳野抜きでは、超越論的な枠組みはありえないということになるはずです。

少なくともこうしたメスラム的な情報処理機構の①と②までは、破壊されても私の私性は揺らがないように思えます。さらに、より下流へと目を向け③の解体が起こり、カント的に言うならば多様なもの《Das Mannigfaltige》へと認知が解体されてしまっているような場合でも、少なくとも特定の感覚領域にその解体が限定されている限り、私の私性は揺らいでいるようには思えません。

後でご紹介する連合型視覚失認の場合を例に取って考えると、一次視覚領野（①に相当。後頭葉鳥距溝周囲）が網膜からの視覚刺激を受け取り、上流の領域特異的連合野（②に相当）が、形や色へとその情報を再組織化するところまでは障害を受けず保たれた上で、視覚的な対象認知を司る下流の領域特異的連合野（③に相当）が障害されていると解釈すれば、脳の解剖学の所見とよく一致しており、メスラムの図式を無理なく当てはめることができます。しかし、この図式の①から③への比較的自然な流れと比較すると、④への展開には質的な断裂と飛躍があり、③から④への情報の加工は必ずしも十分な説得力を持っているわけではありません。

それだけではありません。このメスラムによる図式は①から③までの流れにおいては確かに一見非常に明瞭で至極当然のことが図式化されているようにも見えるのですが、実際には**局在論**[28]がはらむ大きな問題を浮き彫りにしています。

メスラムの図式における脳は、感覚器末端から領域横断的大脳野へと、上流から下流へ水が流れるのをイメージした連続的な積み上げ式の情報処理機構として想定されています。しかし、実際には、動物においても表象が成立するためには、双方向性の再入力の存在は必須であって、入力ポートからの刺激の取り込みそのものが決してランダムに公平に行われるわけではなく、必要に応じて極めてバイアスがかかった仕方で刺激は取捨選択されています。むしろ脳という機関はどのようなバイアスをかけて情報を取捨選択するかに特化したといってもいいほどの労力を情報の絞り込みにかけており、この双方向的な再入力の循環を通して、特定の臨界点において一挙に表象が成立するのだと仮定しなければ、物質から意識への跳躍は説明できないというのが再入力を重視する私達の立場です。

(22) Norimoto, H. & Ikegaya, Y. Visual cortical prosthesis with a geomagnetic compass restores spatial navigation in blind rats. Curr. Biol., 25:1091-1095, (2015)
(23) 『フロイト全集』第一巻、兼本浩祐他訳、岩波書店、二〇〇九
(24) 横側頭回とも呼ばれる。シルヴィウス溝の内側、側頭葉上部に位置する。一次聴覚領野。
(25) 入力層と出力層の二層からなる神経モデル。入力層はすべての出力層の要素に様々の伝導率で接続され、出力層同士はすべて相互に接続される。出力層で特定の要素が刺激を受けて発火すると、隣接した要素は刺激されるが、離れた要素はすべて抑制される。このようにすると、入力層に刺激を受けると類似した刺激が出力層において、近接した要素を刺激するように自動的に配列されるようになり、脳内マッピングと同じような組織が自己形成される。
(26) ブロードマン22、上側頭回の後方。脳画像では横断像で島回から出る外側溝後枝の後方に位置する。かつては言語理解を司る感覚性言語中枢と呼ばれた時期もある。
(27) 側頭葉内側面の海馬・扁桃核が代表的。記憶、感情などと関わりが深い。
(28) 大脳皮質の様々の部位に特定の機能（言語、視覚認知、道具の使用など）が格納されているという考え。脳は相対的に等しい能力的な潜在性を持ち、全体として機能するという全体論に対立する考え。

つまり超越論的な枠組みは、確かに領域横断的な大脳の領域抜きでは成立しないことは明らかだと

思えるのですが（なぜなら、ばらばらの知覚が一つになることがカント的実在が成立するための最低条件であり、そのためには領域が横断されることは必須でしょうから）、だからといって超越論的な枠組みをたとえばウェルニッケ領野あるいは海馬・扁桃核辺りに局在化させるといったたぐいの局在論を主張することには根本的な誤解があるように思えます。

まずは実在的なものが、ニューロン同士の興奮の双方向性の再入力を通してその瞬間において同時的に起こっている出来事が結び付けられることによって生起し、そうして成立した実在的なものと別の瞬間における実在的なものが同じものとして統合されることがカント的実体（あるいはカント的対象）が成立するためには必要であったことを思い起こしましょう。超越論的な枠組みが成立するためには、その第一段階である実在的なものの成立は欠かせないポイントです。そして実在的なものの成立が再入力の渦によって担保されるという私達の仮説が正しいとすれば、どこか特定の脳の場所に超越論的枠組みが宿るということは再入力の渦というものの性質上ありえないからです。

先ほど触れたように、このカント的な実在は、ベルクソンでは「今、ここ」による触発によって析出する**縮約**[29]としての表象であるS点となるわけですが、これがカント的な実体（対象）となるためには、繰り返しになりますが、さらに時間軸を隔てた二重の縮約を経る必要があります。[30] S点の成立こそがコア意識だと考えるならば、コア意識の成立を司る定点が脳の中に存在するわけではなく、成立する表象の性質によってその場その時で活性化される脳の部位は当然移り変わるであろうと想定されるわけです。

(29)　contractionの財津理訳を踏襲。これを通常の収縮と訳してしまうと、ベルクソンの著作はかなり決定的に意味が取れなくなる。知覚が表象に、あるいは物質が記憶に跳躍する時の鍵概念。本書では、再入力の渦がこの跳躍を裏打ちするメカニズムであると仮定している。第1章「ベルクソンの「記憶」と「縮約」」参照。

(30)　『ベルクソン『物質と記憶』を診断する』平井靖史・藤田尚志・安孫子信編、書肆心水、二〇一七

「私」の「私性」はどこで揺らぐのか

ここで脳の機能障害による「私」の私性の臨界点の問題に再度戻りたいと思います。少なくとも①の一次感覚領野の機能停止は、あからさまには私の私性を損なわない、②の上流の領域特異的連合野も私の私性をやはり損ないそうにないという点は多くの人の賛同を得るだろうということを私達は確認しました。超越論的枠組みとは人間としての私の体験を基礎づける基本ソフトのようなものですから、それが障害されれば、私の「私性」は当然揺らぎそうに思えます。少なくとも、再入力の渦が臨界点に達して表象が生ずるのが妨げられるような事態においては、超越論的枠組みも成立しなくなるのですから、その場合には、私の「私性」も揺らぐことは間違いないでしょう。

では、メスラムの図式の④が障害される時にはどうでしょうか。たとえば失語症において、メスラムが最も下流に想定したウェルニッケ領野が障害された場合はどうでしょうか。**伝導失語**[31]と呼ばれている失語型があって、言語理解の障害を伴わずに音素の変換障害が起こるもので、**優位半球**[32]のシルヴィウス溝周辺の比較的小さな病巣によって、conduite d'approcheと呼ばれるいかにも正しい言葉は

頭の中にはすでにあって段々とそれに近づいていくように見える特徴的な言い間違えが出現するものです。この場合、障害は純粋に音素の変換障害に限定されていて、私の私性はまったく無傷なように見えます。ヤスパースは、魂という主人は無事で主人が使う道具だけが損傷されているという意味でこうした障害を道具性障害と呼んだわけですが、ウェルニッケ失語の場合はどうでしょうか。確かに、**ピエール・マリー**[33]という失語学者は、ウェルニッケ失語を、唯一の真の失語症であって、その本質は言語に関わる知性障害なのだという考えを主張しています。実際、ウェルニッケ失語では、理解の障害は言語に純粋に限定されてはおらず、**メタ言語**[34]の理解も一定以上、それなりに悪くなっているような印象もあります。

もしピエール・マリーの主張に与《くみ》するのであれば、ウェルニッケ領野をメスラムの図式のように「私」に近いところにおくのもそれほど荒唐無稽な話ではなさそうだということになるのでしょうが、ピエール・マリーの主張はその後、より局在論的な考えを擁護する**ジュール・デジェリン**[35]との激しい論争を引き起こし、明確な決着をみないまま、どちらかといえばマリーの議論は取り上げられなくなっています。

こうした局在論の論争での論点の中で重要なことは、様々の機能間に階層を認めるかどうかという点です。たとえばてんかん学者の**グルーア**[36]はその有名なてんかんにおける意識障害の論考において、側頭葉てんかんにおける意識減損発作に機能中枢の障害が加算され、それが単純にある閾値を超えたものに過ぎないと主張しています。グルーアはその論文の中で、局在的な道具的機能障害の総和を超えた「意識」障害といった事象を考えるのは科学的には余分な議論だと明言しています。これは、当時の北米の神経科医の代表的な見解であったといえます。すでに再入力の紹介をした時に触れたように、私達は様々の道具的機能、すなわち様々の大脳領域の相互関与によって生ずる新たな質こそが意識であるというこれとは対照的な考えを仮説として採用しました。そして繰り返しになりますがこれは、ジェラルド・M・エーデルマンの見解です。

しかし、実際には、ウェルニッケ領野や海馬よりも、頭頂葉後部や後部帯状回などの方が、あらゆる大脳領域との極めて密接な接続ということを考えるのであれば、より領域横断的であるように思われます。しかし、興味深いことにそうした領域はそこが限定的に破壊されてもそれ自体の機能としては華々しい欠損症状を普通は呈さないことが多いのです。ですから、それらの領域は何か私の私性の中核として得心がいくような華々しさを持った領域ではありません。メスラムの最下流の候補からこれらの領域が落ちてしまったのも、何か新たな情報の加工を華々しく行わないこうした領域の地味さと関連しているのかもしれません。

しかし本来であれば、それ自体の機能がないこと（そういってしまうと実際にはもちろん言いすぎですが）、他と連動して初めて機能すること、むしろそういった特徴を持った領域をメスラムは④に書き込むべきではなかったかとも思うのです。そしてそうした「今、ここ」に応答して仮想中枢を形成する側に立たないこと、図と地であれば地の側に立つことが、最も「私」に近い脳の中の最下流に位置しているのではないか、そういった予感をここで述べておきたいと思います。

(31) スイカを見て、「すか、すぬか、すみか、すいか」というような言い間違いをする。

(32) 通常は左半球が、言語、道具の使用、物の認知などにおいて主要な役割を果たし、右半球は従属的な役割しか果たさないため、主要な役割を果たす方の脳のことを優位半球と名付ける。左利きの人の場合、右側は優位半球になる確率が高くなるが、機能分化は若干緩くなり、優位半球でない側の脳がこうした道具性機能を果たす上での役割も右利きの人より大きくなる傾向がある。

(33) Pierre Marie（一八五三―一九四〇）。フランスの神経科医。神経学の父、シャルコーの愛弟子。ブローカ、ウェルニッケ、リヒトハイムの古典的局在論に異議を唱えた。

(34) 状況から言葉が直接分からなくても大体何がその場で要求されているのかを理解すること。たとえば診察室で医師が患者・家族を招き入れると、失語症の方はそのままスムーズに着席されるが、認知症が中等度以上だとしばしばとまどったように家族を振り返りどうすればよいか指示を求める場面が多々ある。

(35) Jules Dejerine（一八四九―一九一七）。フランスの神経科医。リヒトハイム、ウェルニッケの古典的失語の局在論の支持者としてピエール・マリーと激しく論争したが、その当時の多くの神経科医がそうであったように、精神療法にも多大の興味と関心を示した。

(36) Gloor, P.: Consciousness as a neurological concept in epileptology: a critical review. Epilepsia, 27 (Suppl.2) ; S14-26, 1986.

第3章

物来りて我を照らす

西田幾多郎とデカルトの「私」

何だか抹香臭い響きがあってお嫌いな方もあるかもしれませんが、西田幾多郎(37)の「物来りて我を照らす」という言葉から始めてみたいと思います。というのは、私の私性を取り上げる上で誰でも知っているデカルトの「我思う、ゆえに我あり(38)」と西田のこの言葉は対照的だからです。同じく私の私性の起源を主題としていながら、西田とデカルトとの大きな違いは、西田の表現には、対象の側に我と同等の、あるいはそれ以上の重点が置かれているのに対して、デカルトの表現では対象が明示的には表れてすらいない点です。

思うところがあって先日から英語の復習を始めた妻が、突然、自動詞と他動詞についてどうしても納得がいかないと尋ねてきたことがありました。「扉が開く」の開くというのは、どう考えても自動詞だと自分は思うのだが、英語の先生は「開く」は、他動詞か形容詞でしかこの場合には使えないと言っていた、随分丁寧に説明してくれたのだが、その説明がどうしても納得できない、文法の初めのところで納得できないから先へ進めないといった訴えでした。いろいろ聞いているうちに、先生と妻の間の齟齬は、英語の《open》にあたる言葉が日本語の場合、他動詞の「開ける」と自動詞の「開く」という別々の言葉(あるいは別々の態)に対応しているというところにとりあえずの理由があったのではないかと私は考えました。厳密に考えるならば、扉が自分の意志で勝手に開くことはないはずなので、そもそも「扉が(自分で)開く」ということもありえないことになります。そうなると、確かに「扉が開く」は、英語では、《The door is opened》とか《The door is open》しか考えられそうになく、本当は《The door opens》という表現はあってはならないことになるでしょう。フランス語ではこのあたりのニュアンスがもっと明確に意識されていて、《La porte s'ouvre》という表現になり、英語で文字通り表記するのであれば、《The door opens itself》となって、英語の表現としては奇妙ではありますが、《The door opens》というのが、実際は自分の意志で開くはずのないドアがあたかも自分の意志で開いているかのような表現になってしまっていることを明確に表す形になっています。古代ギリシア語やサンスクリット語では、さらにこの違いはあらゆる動詞で体系的に意識されていて、動詞の活用そのものに日本語の「扉が開く」の「開く」、あるいは英語の《The door opens》に似たニュアンスを持つ能動でも受動でもない**中動態**[39]という形態が用意され、自然な体験の中では、何が主語で何が術語かということが、実はそれほど判明ではない場合が多々あることが明確な形で表現されています。つまり、古典ギリシア語やサンスクリット語などの印欧祖語に近い古い言語では動きにおける意志がどこにあるのかという点が非常にクリアに意識されていたのが英語では曖昧になってしまっていて、そうだからこそ、改めて新しい言語として妻が《open》を学びなおそうとした時に、主語とは何で述語とは何かということの曖昧さに彼女は逢着してしまい、頑固に納得がいかなかったのではないかと思えるのです。

　デカルトにおいては、対象は私に対して「従」の状態にあります。私が起点となってそれが世界を把握するという視点で、これはカントの表象の成り立ちを考えても、脳によるコア意識の成立を考えても、世界は私の前に私を通して構成されることによって初めてこうした形に形成されるのですから、おそらく今の私達の常識的な考えによく一致したコンセプトではないかと思えます。そもそも英語の《ob-ject》にしてもドイツ語の《Gegen-stand》にしても、あるいは英語の《sub-stance》にしても、「〜のもとに」あるいは「〜の前に」立つあるいは投げかけられるといったニュアンスの合成語ですから、何の前に、何のもとにかといえば、当然それは私のもとに、あるいは私の前にであろうと考えられます。

(37) 一八七〇—一九四五。京都学派の創始者。主著『善の研究』。石川県出身で、禅研究の大家であった鈴木大拙は、高校の同級生。西田は、禅の体験を西洋哲学の用語によって再構成しようと試みた。「無の境地」を哲学理論化した純粋経験論がその出発点であるが、純粋経験における西田の言う自他未分化とは、具体的にはベルクソンの第二の縮約、あるいはカント的実体の成立以前にまで体験を遡ることと考えると分かりやすい。これに加えて「場所の論理」「行為的直観」といった西田の鍵概念は、実在を存在に先行させ、生きることと考えることを不可分に結び付けるという点で、ドゥンス・スコトゥスの存在の一義性、ドゥルーズの領土化・内在平面の議論へと連なるところがある。精神病理学者の木村敏は好んで西田を引用している。現在は、過去によって決定される「多の一」(唯物論・科学的還元主義)でも、未来によって決定される「一の多」(観念論)でもないという「絶対矛盾的自己同一論」に至るまで、その思想はほとんどぶれがなく一続きであるといってよい。

(38) Cogito, ergo sum. (Je pense, donc je suis.) デカルトが『方法序説』の中で提唱した。どんなに疑おうと思っても疑うことができない事柄が「疑っている私自身を疑うこと」であった。

(39) 國分功一郎『中動態の世界 意志と責任の考古学』(医学書院、二〇一七)参照。「する」「される」ではない関係を表現する。「受動—能動」の言語構造は近代に特徴的で、古代ギリシア語など古い言語では、そのどちらでもない「中動態」が多く用いられていた。

しかし、前章で論じたように、コア意識が作り出す表象は、その場その時を縮約するものではありますが、私といったものがそこで生成するような一貫性や連続性とはそもそも本来的には関わってはいません。つまり「我・思う」の主体の側に力点があるデカルト的な方向に沿って注意を傾倒し、そちらをいくら探ってもそこからは、人としての私の**コナトゥス**(40)は出てこない構図になっているように思えます。

私達の多くは（少なくとも今五〇代以上の年齢の方は）思春期に「自分が本当にしたいことを探せ」という近代精神のドグマに従って自分探しを始められた経験があるのではないかと思うのですが、かなりがんばって自分の中で自分がしたいことを探し始めると、多くの場合、どこかの時点で自分のしたいことは霧散してしまい、自分をいくらみつめてもそこからは自分がしたいことは出てこないことにはたと気づかれたのではないでしょうか。

コア意識の成立は、私の私性が保たれる条件であるのはおそらく間違いないのですが、人としての私はコア意識の機構をどれだけ突き詰めてもそこからは出てこないこともおそらく間違いないのではないかと思うのです。つまり、私達は遠くはデカルトに促されて始める思春期の自分探しの癖で、「思う」主体の側に私の私性の起源を探す習い性になっているので、ついついその延長線上で自分の脳の中を探して何か確固とした「私」の候補を探し当てようとするのですが、脳の中には生まれてからこのかた持続する私の候補といったものはおそらくは見つからないのです。

(40) すべてのものはその本性上自己を保存し、自己をより完全な状態に変化させる方向に向かう性質を持つというその性質。古代・中世の西洋哲学からスピノザが再構成し、ダマジオはスピノザを引き継ぐ形で私が一続きの私として存続する源泉をコナトゥスと呼んでいる。

ものに触発され続け、名付け続けること

では、私の私性の候補はどこで探せばいいのでしょうか。ここで西田の「物来りて我を照らす」に戻りたいと思います。図－13に表象がどのように生ずるかの動物の場合と人の場合を対比した図を作成してみました。図の太線の円はカントの実体に、点線の円は実在にあたります。たとえば靴を見た時に、動物はその場その時の環境に触発されて微妙に異なった表象をS点として結実させます。これに対して、人はこれを上書きして世界を明確に「靴」と靴でないものに分け、靴は過不足なく靴であり続けることになり、それこそが私達の世界を構成することになります。私達の世界はそうやって意味に覆われ、退屈ではあるけれど、ほぼすべてのものが見知った世界となり、私達は世界内存在になります。

つまり靴を同じ「靴」という名前で呼び続け、犬を同じ「犬」という名前で呼び続けることこそが、翻って私を確定するのであって、まず私というものがどこかにあってそれが犬を犬、靴を靴と呼

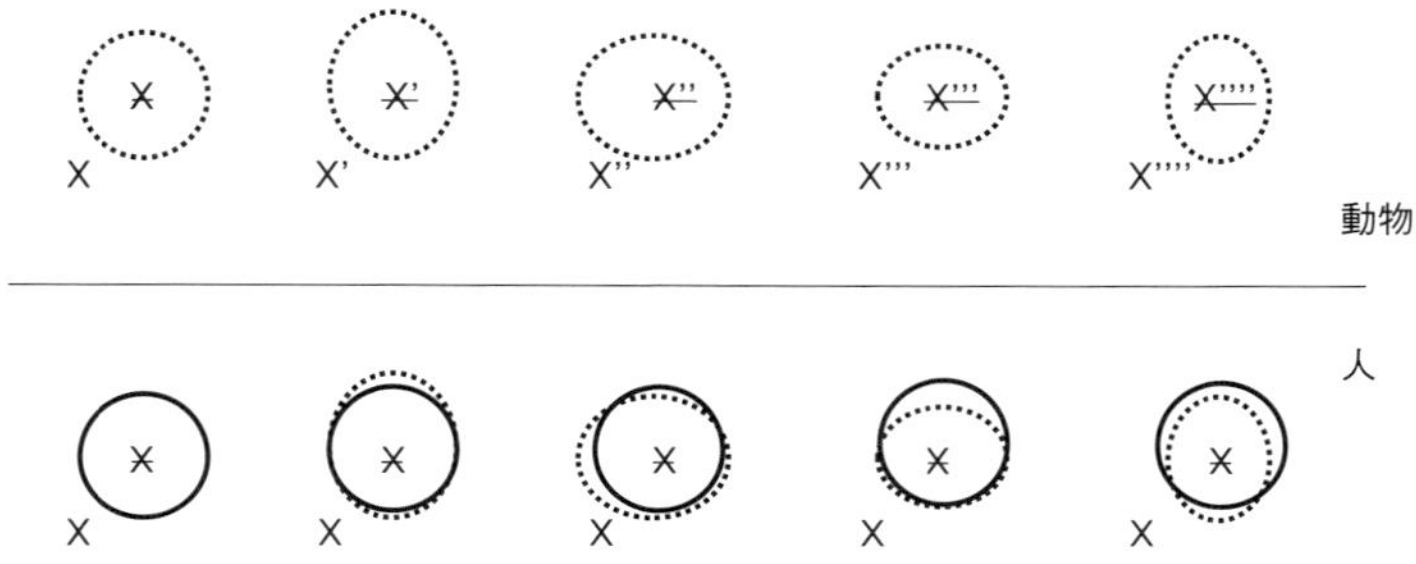

図－13　表象の生じ方（人の場合と動物の場合）

ぶわけではおそらくない。つまり物が来りて物が一つの名前で照らし出されるとその残照として私というものがマッチ売りの少女のマッチの火のように後付けで明滅するのではないか、そのように私は西田の言葉を受け取っています。つまり、私達は私達として存在するためには、ものに触発され続け、ものの名前を名付け続けなければならないのではないか。そうでなければ、しばらくは残照としてそれでも明滅してはいるものの、早晩私達は私達であることを保てなくなるのではないか。たとえば感覚遮断をもたらす**アイソレーション・タンク**[41]は最初の何時間かは人をリラックスさせるわけですが、何日間もそこに入れられたとしたら、私は私を保ち続けることができるかどうか。つまりこれは、よく言えば私・永久革命論、悪く言うと私・自転車操業論とでもいうような考えで、対象に触発され続けなければ私は存続できない、さらに言えば、同じものとして反復する対象が存在しなければ私は存続できないのではないかという発想です。

エーデルマンは、再入力の渦が臨界点に達して表象が成立する時に、表象を成立させるために活性化される部位と相対的に不活性に留まる部位との差異が表象成立のために必要だと主張しています。動物においてはこの不活性な部位は積極的な意味をそれほど持たないコントロールに留まるのかもしれませんが、人では**デフォールト・モード・ネットワーク**[42]と呼ばれる、表象を積極的に構成する部分から常にはずれる傾向がある部位が、積極的な機能を獲得しているという議論があります。

この部位は**後部帯状回**[43]・前頭前野内側といった脳の奥まった場所を中心にしているので、私の私性が隠されている秘密の戸棚としてはいかにもしっくりくるような位置取りですが、すでに前章で論じたように私達はここに私の私性を担保するような局在的な場所があるという議論を行うつもりはありません。なぜなら、デフォールト・モード（つまり休止期）の時に活性化される部位の一貫性は決して一次的なものではなくて、表象が一貫して同じものになるからこそ、受け身的に表象の一貫性を被る形で、表象を表象として浮かび上がらせるコントロールの方も一定の一貫性を示すと考える方がずっと合理的だろうと思えるからです。

それでは何が表象を一続きのものにするのでしょうか。つまりカント的に表現するならば、実在と実在を結び、実体を生成させるものとは何なのでしょうか。その候補は言語的なものでしかありえないでしょう。そしてここに愛の可能性が割って入ってくるのだと思うのです。

(41) 等張液に満たされた卵形のタンク。体温とほぼ同じに設定され、重力も感じず、音・視覚から遮断され、理念的にはすべての感覚を遮断した状態に人を置くために考案されたタンク。深い瞑想状態を容易につくりだすことができる。

(42)　ワシントン医科大学のマーカス・レイクル（Marcus Raichle　一九三七―　）が一九九〇年代に活動時と非活動時で脳の代謝が五%しか増えていないことを発見し、非活動時における背景活動として脳が何にエネルギーを使っているのかの探求に興味が注がれることになった。Raichle は二〇〇一年にこうした背景活動をデフォールト・モードと名付けた。

(43)　後部帯状回は、脳の内側、左右の大脳半球を結ぶ脳梁の後方に位置する。

脳にとって愛とは何か

脳にとって愛とは何でしょうか。もちろんこんな質問はどうしようもない質問だということだけは間違いないのですが、ヘレン・ケラーの《water》のことをもう一度振り返りたいと思います。ヘレン・ケラーが様々の異なったその場その時に析出する「S点」における実在（＝表象）を、おしなべて《water》という言葉で一つのものの反復だと括ることができた時に、世界は開かれ、透明になり、世界は水と水でないものとに分割されました。この体験によってヘレン・ケラーは世界に参入したのですが、子供が言葉を覚える時の様子を見ていると、まるで嗜癖のようにこの《water》体験は極めて強力な吸引力を持って子供を魅了し、子供は憑かれたように次々に世界を言葉で分割していきます。《water》体験、あるいは車であれば「ブーブー体験」、ご飯であれば「マンマ体験」、こうした体験を何度も何度も繰り返し、もはや世界に新たに分割するものがなくなるまで、子供達は執拗に言葉で世界を分割し続けるのです。

さて、皆さんは、ピアジェ・ワロン論争という論争をご存知でしょうか。これは極論すると人の発達過程において、愛が先か脳が先かという論争だとみることもできます。ピアジェ[44]の考えでは、人間の対象認知は、感覚運動段階（〇～二歳時）、前操作段階（二～七歳）、具体的操作段階（七～一二歳）、形式的操作段階（一三歳以降）の四つの段階で順を追って発達するとされています。たとえば、感覚運動段階では、表象を通過せずに直接、感覚と運動が結び付く一種の反射が反応の大部分を占めているとされ、また、前操作段階では他者の視点に立つことができず、自己中心性という特徴が見られるとされています。

しかしカント的な実在という意味での表象は、鳥や哺乳類一般でもすでにおそらくは成立していますから、感覚運動段階のごく初期から表象は成立していると考えられます。つまり人において表象が成立していない時期というのはあってもごく短期間であり、あるいは胎生期においてすでに表象は成立している可能性すらあります。他方で、表象の成立が活発なニューロン相互の再入力を前提としていると考えると、十分な錐体路が発達せず、ニューロン同士の伝達の速度を担保する髄鞘形成も十分ではない新生児期から乳児期にかけては、脳の各部分は十分に同期はできず相当にばらばらに働いていますから、一歳くらいまでは確かに表象が成立していない可能性もあるかもしれません。

しかし、ピアジェにおける発達段階において私達が特に取り上げたいのは、前操作段階の「自己中心性」です。つまりこれは極論すれば、他者との相互交流の可能性の否定であり、積み上げ式の発達段階が一定レベルに達するまでは人は他者と本当には交流することができないと考えるものです。図

－14に示したようにこのピアジェの考えは、蛸壺《たこつぼ》のような身体という閉じられた外壁の中で成長する「私」は最終的にそこから成熟という花を咲かせて壺の外に出て、よくやく他者と交流することができるようになるという図式です。自分自身を反省することで他者がどう考えているのかを推察することが他者との交流であると考える感情移入方式の前期フッサールの他者理解も、同様の蛸壺型の発想に近いように思われます。

これに対して、私達は発達のごく初期から他者との交流を私達の中に取り込みながら発達すると考えるのが**ワロン**(45)の説です（図－15）。共存在《Mitsein》を強調するハイデッガーもまた他者が何らかの仕方で本質的に私の構成に関わっていると考える立場ということになります。

(44)　Piaget, Jean（一八九六―一九八〇）。スイスの発達心理学者。有名な著書としては、『児童の道徳的判断』（原著一九三二年出版。大友茂訳『臨床児童心理学Ⅲ　児童道徳判断の発達』同文書院、一九五七）、『知能の心理学』（原著一九四七年出版。波多野完治・滝沢武久訳、みすず書房、一九八九）、『発生的認識論序説　全三巻』（原著一九五〇年出版。田辺振太郎・島雄元訳、三省堂、一九七五―八〇）などがある。二〇世紀で最も良く知られた心理学者の一人。

(45)　Wallon, Henri（一八七九―一九六二）。フランスの児童精神科医。教育制度の改革に尽力した政治家としても知られる。

前章での私達の議論の結論は、私の一貫性は私といったものが先にあってそれが自分を持続させよ

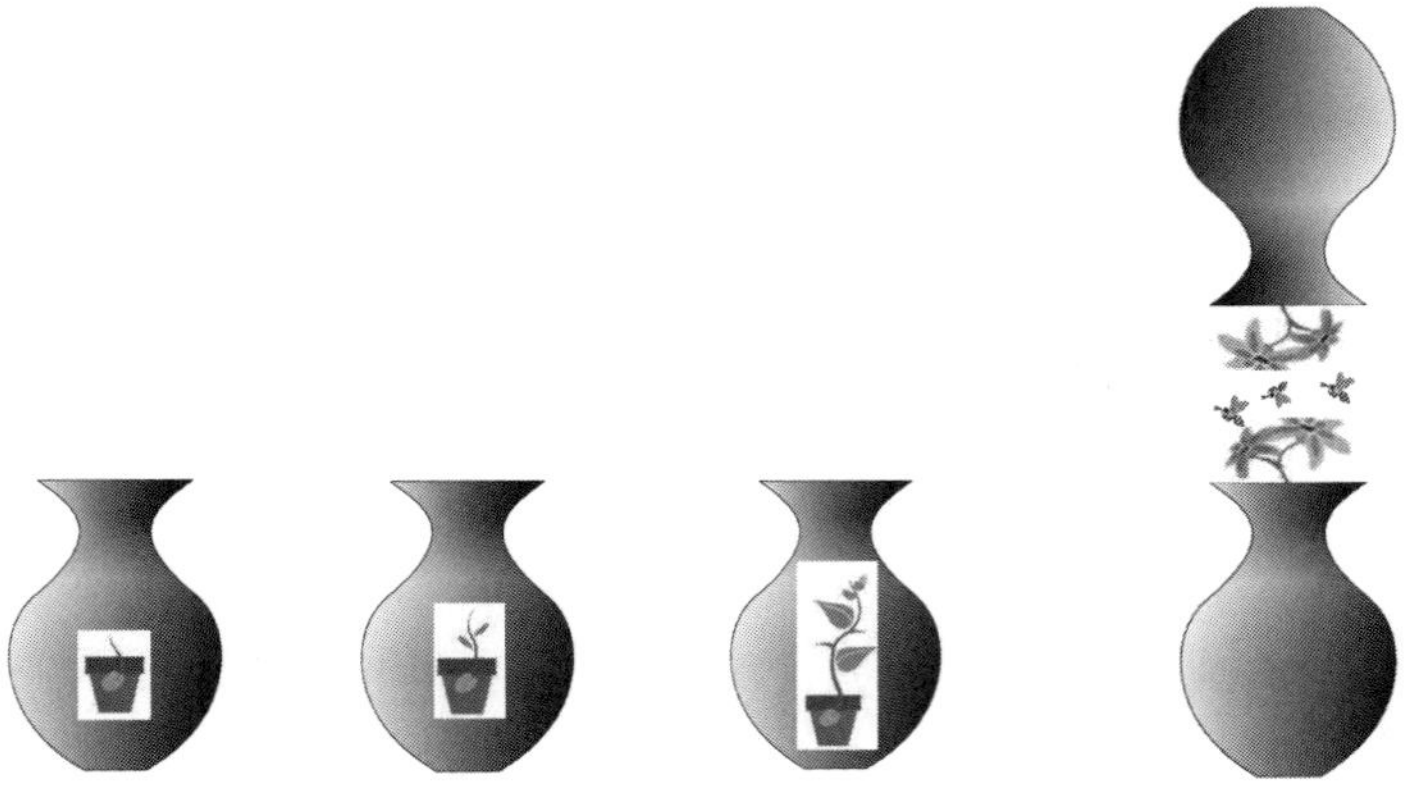

図－14　ピアジェの発達段階における自己の模式図

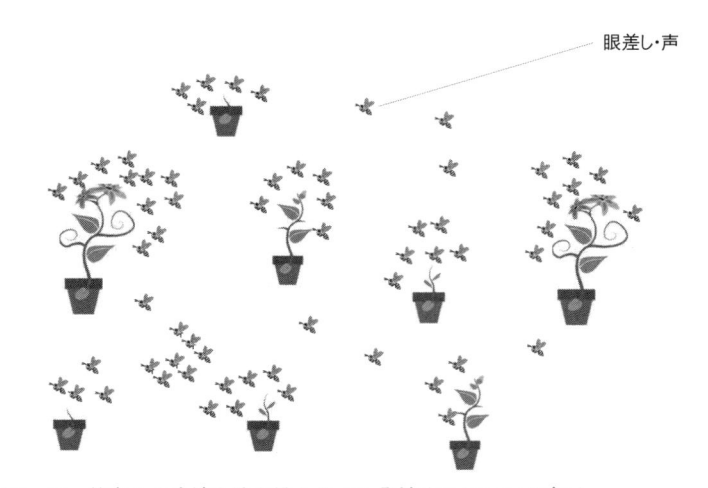

図－15　他者との交流を取り込みながら発達するワロンの自己

うとする力（あるいは欲望）を持っているために（＝コナトゥス）、そこから一貫性は出てくるのだという方向の議論とは相反するものでした。そうではなくて表象が一つのものに括られることの反作用として影絵のように浮かび上がるのが「私」なのではないかと、私達は議論を展開しました。そうであるなら、対話をかわすための私がまずは閉じられた壺の中にいるという前提は崩壊してしまいます。確かにオートポイエーシスのシステムとしての肉体は閉じた体系なのでしょうが、「私」の方は表象を触発する対象がなければ生じようがないというのが私達の立場だからです。

そして、このカントが多様なものと表現する実在（物に触発されてS点として析出する表象）が一つの実体に括られる時に、共同指差しが介在するか否かは、私達の愛のあり方を決定的に規定することになるように思われます。ヘレン・ケラーに読み書き話すことを教えたサリヴァン先生を介して名付けられた《water》は、そもそもサリヴァン先生を内在的に巻き込んで成立しています。

つまり、《water》が世界を目に見えるもの、透明なものにするのは、この場合、サリヴァン先生抜きではそのようには成立しません。お母さん的な何ものかと一緒に共同指差しをすることが、言葉の前の言葉を形作り、言葉が出てくる準備をするのですから、デフォールトとしては、当然お母さんは何でも知っているはずです。私達は苦労してその後懸命に嘘をつくことを学び、お母さんから自分を分離します。だから私達はお父さんが何でも知っているのは怖くはないけれど、お母さんが何でも知っていると思うとそこから自分の考えが人に筒抜けになってしまうという狂気の一つの形に容易に導かれてしまうのです。

なぜならそもそも世界の起源から、私達はお母さんの視線に自分の視線を重ね、一緒に窓から階段に射してくる夕日をともに指差して、喃語で「あーあー」と言いながら世界を作る準備をしたのですから、そこに私達の了解の起源もあり、言葉で世界ができた時に、私達はおそらくはすでに否応なく了解されてあることと不可分な存在として構成されてしまっているのです。

この「視線を重ね」「夕日をともに指さして」「あーあーと言いながら世界を作る」という状況は、心理学者であるやまだようこが著書『ことばの前のことば』（新曜社、一九八七）でみごとに描写している幼児の発達過程に関する解説です。少し紹介しておきましょう。

この本は、ゆう君という長男の観察から、言葉がどのようにして立ち上がってくるのかを綿密に観察し、その観察から、脳内の認知機能の発達である「みる―とる」と、他者との共感である「うたう」の二つの軸の拮抗関係を読み取り、言葉が生成する現場を活写しています。「みる―とる」的発達心理学の父であるピアジェの主著のいくつかも彼の孫の観察から編み出された質的研究であったことを思えば、やまだの方法は決して異端的なものではありませんが、量的研究万能の時代においては、質的心理学とも呼ばれるその方法論自体に鮮烈なものがありました。発達を愛と脳との緊張関係として読み取ることは、実際の臨床においても非常に重要な視点でしょう。

しかし、共同指差し抜きでも、ピアジェ的な発達の行程を経て、遅ればせにではあっても対象は命名され、実在から実体は生成するのだという気がします。しかしその場合、他者との関わりは根本的に異なったものになりそうです。

事例から考える——妄想虚言と盗癖

　B君は美大に通う学生で四回生になります。両親から虐待を受けているということで、相談を受けた美大の先生がご夫婦で付き添って来院となりました。ご本人は当科に来院するのをとても嫌がっていらっしゃいましたが、ご夫婦の説得にしぶしぶ折れる形で来院されました。

　左腕を三角巾で吊るし包帯を巻き、顔面にも擦過傷のある痛々しいいでたちで、下宿に突然やってきたご両親が自分をバットで殴打したというお話で、これまでもたびたび暴力行為があり、ご夫婦に助けを求めて匿ってもらっているということ、そのことを誰かに話したらご夫婦にも危害を加えると言われていることなどを縷々涙ながらに述べられました。

　ご夫婦は警察に届け出ることを強く勧められたのですが、それはどうしてもしたくないとB君が拒否され、さらに両親がいつ来るか分からないからと何をするにも一緒にB君が行動したがるので、自分たちの生活もままならないようになり、途方にくれて相談に来られたのでした。話の中でB君が以前、美大の学生相談室を利用されていたのが分かり、その先生とコンタクトを取って以前の様子を聞いてみたいと提案したところ、それは必要ないとB君は拒否されました。

　その次の来院の時には意外な事実が判明します。実は二年前にも、同じような両親の虐待を訴えて所属していたテニス部の部長の下宿にB君が転がり込み、ことの重大さを自分一人では抱えきれなくなったテニス部の部長が学生相談室の臨床心理士に相談し、大学の学生課を通して両親とコンタクトを取ったところ、青天の霹靂に驚いた両親が上京し、実際にはこうした事態が根も葉もない作り話であったこと、そして以前にもそれが判明したことがあるとのことでした。そう言われてみるとご夫婦が思い当たったのは、虐待の話をしている時にはいかにも深刻そうで身につまされるのだけれども、それ以外の時にはむしろ嬉々として居候を楽しんでいるように見える時もあってちょっと違和感があったということです。問い詰めると怪我が自作自演であったことも判明しました。

カウンセリングに通うことを条件に、ご夫婦もこの件を大事にしないことにされたのですが、ご本人はカウンセリングに通う意欲は当初ほとんどありませんでした。ご本人には最初の一回目の面談こそ緊張した面持ちでしたが、その後はニコニコとして拍子抜けするほど屈託のない話しぶりで、「前のこともあるし途中でちょっとまずいなと思ったけど」嘘をつきだすともう止まらなくなり、「本当か嘘かがしまいには分からなくなってしまう」といった感想が語られました。

B君は、自分の内面の体験を言葉にすることが非常に難しく、相当に補いながら話をする必要がありましたが、カウンセリングを始めて半年以上経った頃、中学校の時の担任の先生と話し込んだことがあり、その時に初めて誰かとつながった感覚があったこと、どうやらその体験を再現したいという気持ちがもとにあって、スイッチが入ると「両親に虐待されている」ストーリーを自分を受け入れてくれそうな気配のある人達に語りだし、担任との体験を再現しようとしてしまうといった行動パターンが面談を重ねるうちに浮かび上がってきました。しかし、そういった自身の心理的なメカニズムにも本人はほとんど関心が向かないようで、自分がしたことに対して葛藤がほとんど感じられないのが特徴的でした。

Ｃさんは郵便局員の女性です。職場では有能な女性という評判で、二人の息子の母親であり、子供たちが所属する少年野球の熱心な応援団の一人で、特に近隣の人達との付き合いにも目立ったところはありませんでした。

ところがある時、買ってきたバウムクーヘンに髪の毛が入っていたことが彼女の人生の大きな転機となります。発売元に抗議したところ、謝罪の手紙と一緒にバウムクーヘンとたくさんの他のお菓子が詰めあわされた品が送られてきました。Ｃさんは、その後、色々なメーカーのバウムクーヘンを買っては抗議の手紙を送り続け、とうとうあるメーカーの担当者から、これ以上要求をしてきた場合には刑事事件にするという趣旨の手紙を受け取るまで、この行動は続きました。

抗議の手紙を送れなくなると今度は矢も楯もたまらなくなり、万引きが始まります。冷蔵庫をバウムクーヘンで一杯にし、それが腐ってどうしようもなくなるまで彼女はバウムクーヘンの万引きを続けます。万引きのために裁判になり、裁判所で二度と万引きはしませんと誓いの言葉を述べている最中も、どうやって今度は万引きをしたらいいかとそればかりが頭の中を駆け巡っていたといいます。

執行猶予となった彼女は、ほぼ一年間の拘束を伴う行動療法で、憑き物が落ちたようにバウムクーヘンへの執着をなくしました。面談時の彼女の様子はあっけらかんとしていて対人距離が近く、こちらの質問に対して何でも頷いて肯定されるのが印象的でした。何度かの警察への拘留を含め、大変な体験をされただろうことが十分に推察されるのに、ほとんどそうした体験が彼女に影を落としているようには見えませんでした。

B君の例は**妄想虚言**[46]、Cさんの例は盗癖の事例ですが、妄想虚言も盗癖もいずれも背景にある精神疾患は多彩で、**解離性障害**[47]や知的障害などが原因となることの方が数として多いのですが、このお二人の例はいわゆる自閉症スペクトラムの傾向性を背景として出現してきた事例だったと考えています。

(46) Pseudologia phantastica　ドイツの心理学者、アントン・デルブリュック（Anton Delbrück）が提唱。喋っているうちに本人も嘘か本当かの区別がつかなくなってしまう病態。

(47) 脳に器質的な障害がないにもかかわらず、心理的な原因で記憶障害や意識障害が起こる状態。いわゆる多重人格などは解離性障害の一つ。

私達と世界を出会わせるもの

自閉症スペクトラムというのは、非常に雑多な様々な認知的な特性をかなり粗くまとめてしまった概念で、診断基準の改定のたびごとに括り方が異なる発展途上の概念でもありますし、自閉症スペクトラム障害を持った人とそうでない人がいるといった疾病概念はなじまない特性で、私達の誰もがそうした特性を持っている（しかもそうした特性を持つのは様々の職種においてはむしろ必要である）と考えねば誤解が生じてしまいます。そうした予備知識をしっかりと踏まえた上で、以下の議論を試みてみたいと思います。

ここで問われていることの一つは言葉の一次的な機能はコミュニケーションの道具なのかという問いです。ピアジェ的なコミュニケーションはそうした含意があるでしょう。先ほどのＢ君もＣさんもコミュニケーションの道具という意味では、言葉の使用に何ら問題はありません。Ｂ君は難関の美大を優秀な成績でパスしていて、学力には問題はありませんし、Ｃさんは優秀な公務員で事務系の仕事ですが、周りの人達にはその着実な仕事ぶりで定評がありました。

言葉が出る前の子供とお母さんあるいはお母さん的な人との共同指差しのことをもう一度思い起こしてみたいと思います。やまだようこの本の中ではゆう君という彼女の長男が初めて共同指差しに彼女を誘ったのは、階段に窓から射し込んだ夕日をお母さんの顔を見ながら「あーあー」と言って指差した指差しでした。たとえばこれを、食べ物があって自分では取れない時にそれを指差して取ってくれと要求するときの指差しと比べてみましょう。あるいはもっと極端な場合、大人の手を握りその手をクレーンのように使おうとする場合もあるでしょう。実用性という意味では、対象を目指す指差しの方が、ゆう君の指差しよりもはるかに有用です。しかし、おそらくは同じものを眺めて指差しし、それを繰り返し確認することで生起する再入力の同期こそが、私達の言葉を他者とともにある世界に縫い付けるポワン・ド・キャピトン（クッションやソファーのスポンジとカバーを貫いて一体にするボタンのこと。高級ソファーには模様のように等間隔にこうしたボタンが穿たれている）をなすのであり、それなしでは言葉はおそらく世界のうちに差し込まれないのです。

私達と世界を出会わせるこの本来の言葉は、しかし、おそらく私達すべてにおいてとりあえずは見失われるのです。その後言葉は次第にコミュニケーションの道具としての側面を強め、世界の留め金としての役割を失います。そして、いわゆる健常発達の市民においては、すでに本来の言葉が初めに出会われているために、閃光のように世界の留め金としての言葉が思い起こされてもすぐさま次の瞬間からは風化が始まり、コミュニケーションの道具へと言葉は繰り返し頽落してしまう。いわゆる健常発達の市民においては、コミュニケーションの道具としての言葉が初めの言葉を覆っているために、たとえそれが誰かの口から発せられても容易にそれがそれとは聞き取れないこともあるでしょう。カウンセリングがしばしば、言葉を覆ってしまっている言葉から言葉を剝がして言葉を見つける作業となるのはおそらくそのためです。

Ｂ君の中学校の時の先生との出会い、あるいはＣさんにとっての髪の毛の入ったバウムクーヘンが新しいバウムクーヘンをもたらした出来事は、いずれも何かの形で、最初の共同指差しと同様の世界との出会いを彼らにもたらしたのではないかというのが私の推測です。いわゆる健常発達の市民においては、了解はまるで空気のようにそこにあって、道具としての言葉がそれに重ねられることで、脱構築をし続けないと他者との出会いは妨げられてしまっているのに対して、Ｂ君にとっての中学校の先生との出会いは、それまでの家族やその他の周りの人たちとのコミュニケーションとはまったく異質の体験だったと考えられ、彼にとってはこの体験はコミュニケーションとしての言葉に偽装されていないがゆえに、風化することのないかけがえのない鍵体験となったのではないか。ここにこそ世界が開かれる鍵があるのですから、この体験にB君が魅了されるのは当然でしょう。

Cさんの場合は、「物来たりて我を照らす」ということが屹立しているように思えます。私達は私達の方が対象を名指しているのだと日頃錯覚しているのですが、実際には、対象を名指すことを通して私達が名指され、対象の残響として私達はかろうじて一続きのものである外観を保てているのだという議論をこの章の初めに行いました。Cさんの場合は、このことが錯覚のしようがなく明示されてしまった例のようにも思えます。バウムクーヘンに髪の毛が入っていてそれが新たなバウムクーヘンをもたらしたというやり取りの何かが、彼女が何者であるかをCさんに生まれて初めて告げ知らせたのではないか。そうなるともう私が一続きの私であるためには、Cさんはバウムクーヘンをとめどなく盗み続けるしかありません。しかしその時に私達の誰よりもCさんは鮮烈に一続きの私であったのではないかとも思うのです。

Cさんの例は、ハイデッガーの**志向性**(48)が本来どのようなものかを鮮明に私達に告げ知らせてくれる事例のように思えます。デカルトの「我思う・ゆえに・我あり」においては、私が思う対象はあくまで付属的で主役は思う私の側にあります。現象学が行ったコペルニクス的転回とは、私が思う対象の側に大きく力点を移したことにあります。しかし、共同指差しと重ね合わせる仕方で世界を名付ける限り、私達は対象に名前を付けているのは自分だと錯覚することができるようにつくりあげられます。しかしこれは対象が何らかの仕方でその権能に歯止めをかけられ、その本来の姿が覆われているからなのではないかとCさんの事例は問題提起をしています。

(48) エトムント・フッサールの現象学用語。「意識は常になにものかについての意識である」ことを表す。原語は《Intentionalität》。志向性という用語は、もともとはフッサールがその師匠であるブレンターノ(Brentano, Franz 一八三八―一九一七)から譲り受けたものであるが、ブレンターノは、心的現象は志向性という特性によって物質的・自然的現象から区別されると考えていた。従って、ブレンターノの志向性は、物質的な存在に対して精神的な存在全般を対象とするスコラ哲学由来の広い概念であった。その後、フッサール、さらにはハイデッガーにおいては、志向性は、私を起点として意識的に体験される世界に対象を厳密に限定される改変を受けることになる。分析哲学のギルバート・ライル(Ryle, Gilbert 一九〇〇―七二)はこうした現象学の方向性そのものは哲学のあり方としては正しいとした上で、こうした志向性の捉え方は、当然のことながら人である我々にとって世界がどのように体験されているかを解き明かす自我形而上学とでもいうべき試みであり、その論考の結果がそのまま自然科学を含む諸学全体を枠づけると考えるのは誤りだと指摘している。

ワロンのピアジェへの反論は、初めの言葉が世界の内に差し込まれているのだから、私とあなたとは初めから分かりあえるように設計されているのだといった安易な空気感肯定論のような方向へと解釈されてしまうと多くの憂うべき事態を引き起こすことになります。なぜなら、人と人とが対話することが、極めてアクロバティックで困難な、だからこそ貴重な出来事なのだという視点が失われかねないからです。たとえば精神科の臨床では、あなたと私は、私達を人として成り立たせている基本ソフトさえ、常に微妙にあるいは大きく異なっている存在同士であることを認めた上で、お互いまずは「分からない」というところから出発し、相手の「分からない」ところを尊重した上で、未知との遭遇としての出会いを模索するのが基本となります。

そもそも「分かり合えない」のが人の成り立ちにおいてデフォールトであるというフッサール的な考えは、「分かり合える」共存在を仮想するハイデッガーと比べて、一見、ヒューマンではないように聞こえますが現実にはしばしば逆方向の力動が働きます。人は誰もが蛸壺のような肉体という牢獄の中に閉じ込められた存在なのであって、懸命な努力でようやく相互に不完全ながらもコミュニケーションできるのだという視点からは、ファシズムやスティグマは生まれてこないからです。ファシズムやスティグマは、世界にはお互い分かり合える人達と分かり合えない人たちがいて、分かり合える人達とは分かり合えるけれど、分かり合えない人達とは分かり合えない。つまり、仲間と異邦人で世界はできているのだという発想から生まれてきます。自らが世界の一員であるという立ち位置に立てばそこからはファシズムが、自らは世界から放逐された異邦人であるという立ち位置に立てばそこからはスティグマが生じてきますが、結局それは他者との共存在《Mitsein》の構図を自らの内に持っているかどうかという審判に従うことだからです。

しかし世界に差し込まれた最初の言葉は、未だに見つけられていないか、忘れられてしまったかの違いがあるだけで、いずれの場合もとりあえずは失われているのです。愛を見つけることがどちらの脳にとってより困難なのかはケースバイケースでしょう。

第4章

面前他者を了解すること

——精神病理学の営み

病理を際立たせる方向と隠ぺいする方向

精神病理学という仕事はおそらく一般の方にはなじみの薄い仕事だと思うのですが、精神科医の中でも、精神科に来られる人がどんな体験をされているのか、可能な限り忠実にその体験を記述することを特に重視している営みであると大雑把には考えていただくと良いかと思います。たとえば外科医には外科医らしい立ち居振る舞い、学校の先生には先生らしい立ち居振る舞いがあるように、精神病理学者にもいかにもという立ち居振る舞いがあります。まずは愛想笑いをあまりしないこと、それから日本人に特有のお辞儀がオートマティックには行われないという特徴があるのではないかと個人的には思っています。

しかしもっと大事なのはそうした外表的な特徴ではなくて、精神病理学という営みに一定以上深く巻き込まれている人（つまり精神病理学者）を前にした時に私達の内に引き起こされる微妙な違和感の方です。統合失調症的体験を目の前にした時に私達のうちに引き起こされるある種の違和感を**プレコックスゲフュール**[49]といいますが、一定以上の深さで精神病理学的な体験に巻き込まれている人達にもプレコックスゲフュールの強度と比肩するほどではありませんが、独特の感覚が私の内に引き起こされることがあるので、まずはこの感覚から出発してみたいと思います。

ブランケンブルク[50]は一世を風靡した精神科医ですが、彼の遺稿集である『**目立たぬものの精神病理**』[51]の中で、そもそも精神科医の診察には病理を際立たせるように働く方向性と病理を隠ぺいする方向性があるという指摘をしています。病理を隠ぺいするというと何か悪いことのように聞こえかねませんがそうではなくて、ブランケンブルクは精神科医の診察はかならず通常の会話が持っている開いたものを閉じる作業を同時並行で行わなければならないことに注意を喚起しています。先ほど言いましたように精神病理学という営みは自分の面前にいる他者の病理を明らかにすることをとりあえずは目指しています。ですから、この往復運動というのは、精神病理学者が学者としてだけではなくて、臨床家であり続けるためには何らかの形で修得しなければならない基本技能のような事柄で、正反対の動きであることを考えれば一種アクロバティックな動きを要請される事柄でもあります。

(49)　オランダの精神科医リュムケ（Rümke,H.C. 一八九三—一九六七）が統合失調症的体験を体験している人を目の前にした時、治療者に引き起こされる感覚をこのように呼んだ。プレコックスは統合失調症のかつての名称、早発性痴呆 Dementia Praecox に由来する。

(50)　Blankenburg, Wolfgang（一九二八—二〇〇二）精神病理学者。現象学的精神病理学者と呼ばれる。『自明性の喪失——分裂病の現象学』（木村敏・岡本進・島弘嗣／訳、みすず書房、一九七八）は当時の日本の精神科医であれば知らないものがいないほど有名な著書であった。

(51)　Blankenburg, W.: Psychopathologie des Unscheinbaren. Ausgewahlte Aufsatze.『目立たぬものの精神病理』木村敏・生田孝監訳、みすず書房、二〇一二

ここで一つお断りしておきますが、この章は、東京芸術大学教授で精神病理学者の内海健先生が主宰され、数年前に若くして亡くなられた、やはり俊英の精神病理学者・津田均先生（一九六〇—二〇一五）の追悼のためのシンポジウムで発表し、「臨床精神病理」という雑誌に掲載したものを手直し

したものです。

私はそこで、津田先生の二つの発言をめぐって自分の考えを述べました。その一つは津田先生に内因性のうつ病（脳腫瘍や膠原病など明確な身体的疾患によって疾病が起こる場合を外因性、心理的な葛藤や人生行路の上での悩みで調子が悪くなる場合を心因性と呼ぶ）についての講演をお願いした時の「もっとこの問題を論ずるのに適切なケースはあるのですが、新しいケースではないので精神病理学の題材としてはどうかと思い、代わりにこのケースを取り上げました」という主旨の発言です。もう一つは「なぜ先生は死ということにそんなにこだわるのか」と私に何かの折に反問されたことがあり、その正確な文言は覚えていないのですが、痛みとともに、折に触れてその言葉が反芻され今でも時々思い出されるからです。

津田先生は病む人を目の前にして自らのうちに生ずる感覚は譲れないという一点については、非常に原理主義的で、さらに飛躍なしにその感覚を表現しようとされたという点でも実に徹底しておられました。確固とした臨床の手触りがまずあり、その手触りに対しては譲らないこと、そしてこの手触りを繰り返し、繰り返し記述しようと試みることは、そもそもおそらく精神病理学という方法の原点だと思われますが、津田先生の精神病理学はこの原点に原理主義的に忠実であることをその信条とされていたように思います。つまりこれは第1章で触れたベルクソンのS点で刻々と起こる事態、さらにその中でも病む人との出会いによって生ずるその時その場での一期一会的な体験をあらゆる議論の原資として常にそこに立ち返ろうとする強い意志と言い換えることもできます。

同期としての了解と本質展開を促す了解

さて、この時に現前するものは何か、それはどのようにして直観可能で、訓練を経た精神病理学者が慎重に蒐集すれば治療の一次的原資となるような確かさを持ち得る可能性があるのかという疑問がそこからは当然出てきます。このことについては、**木村敏**[52]先生主宰の**臨床哲学のセミナー**[53]の予告文の中で津田先生が三つの透明さについて論じている箇所が議論の端緒になるように思えます。少し長くなりますがその引用をします。

三つの透明性を考えてみる。他者の透明さ、自己の透明さ、そして精神疾患に付随する透明さである。三種類の透明さに触れることには、それぞれに含意がある。それはまずは、本来不透明なはずの他者も透明に与えられる面がありそうだが、何がそれを可能にしているのか、一方、自己には自己に不透明なところがありそうだが、それはいかに生じてくるのかという問である。そしてさらに、精神疾患には、われわれに、「何か」を、独特の仕方で透明に与えるところがあるのではないかという展望である。

とりわけこの三つ目に挙げた透明さが、われわれにある道筋を辿らせるのではないか。それは、元来語りえないように見える経験の深奥に達する語り、「0次からの語り」を紡ぎ出す道筋である。この道筋は多様であってよいが、強靱な思考により拓かれ、繋がっていなければならないであろう。ここで精神医学は、哲学的思考力を必要とする。同時に、とはいっても、この道筋の繋がりを作る思考が、その強靱さに自閉し、実践に体系的抑圧をかけてはならないであろう。そこで入れ替わりに現れてくるのが、哲学に発する臨床哲学が強調する関係の『独自性』ではないか。ただし、このことを治療場面で問題にするとき、けっして特権的治療局面のことだけが問題となるわけではないだろう。特別な転回点なく進んだ治療、マスに適用されて十分有効な治療を、次元の低いものと考える必然性はわれわれにはない。そうでなければ、精神医学の領域には、無数の凡庸な治療と、特権的だがある種のいかがわしさを払拭し得ないエピソードが残るということになりかねない。それでも、関係の独自性は常に治療の場にあり、柔軟にそこで働き続けているし、働き続けていなければならないと言ってよいのではないか。

ここで透明さと呼ばれている事柄は、平たく言えばそのまま直観可能なことともいえるでしょうし、いずれにしても了解できるとも言い換えることができるのではないかと思われます。「０次からの語り」という少し難解な表現で指し示されている事柄は具体的には、超越論的な枠組み、つまり私達の体験を体験として成り立たせている構造のことだと思われます。こうした構造は通常の場合には原理的に語りえないことになっていると、すでに話題にしましたが（なぜならカントが『純粋理性批判』で述べているように語ることを成立させている原理なのですから）、精神疾患の場合にはそれが可視的になる場面があるのではないかとここでは指摘されているのです。

ただし、ここでの津田先生の留保事項、「特別な転回点なく進んだ治療、マスに適用されて十分有効な治療を、次元の低いものと考える必然性はわれわれにはない」という言葉は心にとめておく必要があります。この言葉なしでひたすら超越論的な枠組みへ向けて超え出ていこうとすることは、二番目の津田先生の問いかけに連なるのですが大げさに言えば、ハイデッガーの陥った英雄主義、ひいてはその延長線上にあるファシズムへの隘路へと私達を誘いますし、そもそも何のために聴くのかという原点を見失うことになりかねないからです。

他者を了解できるとは？

こうした語りが可能的にではあっても成立するには、二つの大きな問題をクリアする必要があります。

その一つは面前にいる他者のことを私達は了解できるのかどうかということ（津田先生の言葉でいえば他者の透明性）です。目の前にいる他人の気持ちはちゃんと話を聞けば当然分かるではないかと思われるかもしれませんが、ここでの了解というのは特殊な意味なのでそう簡単ではないのです。ここでの了解というのは説明とは違って、目の前にあるりんごが間違いなくりんごに見えるのと同じようにそのまま分かるというのがその定義です。ですからともかくも直接それがそうだと確信できるような仕方で理解できなければそれは了解ではなくて感情移入とか別の名前で呼ばれるべき何かということになります。

二つ目は、もし面前他者が目の前のりんごがりんごだと分かるような明瞭な仕方で了解できるということが仮にあったとしても、「病む人」の了解はできるのかということが問題になります。

二つ目の問いはヤスパースが基礎づけた精神医学の基本原理である「病む」ということは「了解できない」ということであるという原理に少なくとも表面的には抵触するように見えるからです。つまり、ここでは二重の了解の不能さの壁があることになります。

目の前のりんごがりんごであるという了解の仕方は、現象学ではカテゴリー的直観と呼ばれているそうです。カテゴリー的直観というのは、その時その場の様々の表象が同じものの反復として名指されることですから、私達がこの本のここまでの議論で論じてきたように、動物には少なくとも大規模には成立していないことになります。もう少し詳しく言うならば、動物にも「今、ここ」でのりんごが、食べることができる何か、つまりはハイデッガー的に言うならば手元的なもの（《zuhanden》[54]なもの）としては理解されていて、りんごの表象は成立しているのですが、それはその場その時の一期一会的なりんご的なものではあっても、同じりんごがりんごとして過不足なく反復してはいないということです。

もう少し先ほどの議論にひきつけて言うなら、自分自身の気持ちは、面前のりんごがりんごに見えるように、直接感じることができると仮定したとして（津田先生が指摘されているようにこのことも実際には問題であることを後から論じますが）、面前他者の気持ちを自分の気持ちと同じように何らかの仕方で直接感じることができるのかどうかがここでは問われているということになります。繰り返しになりますが、このことは、自分はこの場面ではこのように感じるからきっと目の前のこの人もこの場面ではこのように感じるだろうという推論による感情移入ではなくて、面前他者の気持ちを直接そのまま感知することができるのかどうかという問題です。

典型的な精神科医は、面前他者が自分の内に引き起こす違和感に一般の人よりも敏感です。その中でも精神病理学者と呼ばれる人達はさらに敏感であることがおそらくは要請されています。対照的に楽しくお喋りをしている時に私達はこの違和感が極小になるようにバランスを取っているようにも見えます。たとえば名人の落語を聞いている時、観客としての私達は話の中に没入し、他者はそこでは浮き立ちません。下手な落語家では懸命さ、笑わそうとする力みが聞き苦しく、たとえ話そのものはおもしろくても相手の存在が浮き立って聞いている方はかなり疲れてしまいます。了解ということの意味は、ここでは同期しているのかどうか、同期可能かどうか、もう少し言うならば、面前他者が自分と同期可能な体験型を持っているかどうかが前提となっていると考えることができるのではないかと思います。こうした雰囲気は日本人同士の間には特に顕著なので、日本の風土病の一種かとも思えるほどです。いずれにせよ、面前他者と自分が一種一続きのようになっているということは、相手の気持ちが「分かる」という感覚が行きわたっているということにこの場合はなるのではないかと思われます。この相手の気持ちが分かるという感覚は、たとえば精神鑑定の時などに、**規範的な心性**[55]というものを想定したりする場合、特定の犯罪行為に対して一定の動機が動機として成立するかといったことと不即不離の関係にあります。

ハイデッガーの了解《Verstehen》（『存在と時間』Sein und Zeit. 1927）とこうした了解はある意味対

照的です。ハイデッガーは了解の対立軸として好奇心を挙げています。好奇心の特徴が対象に留まらないこととされていることから考えると、ハイデッガーの了解は、落語の名人との時間のうちに洗練された形で表出されているような他者が突出しない時間とは対照的ではないかと推察されるからです。ハイデッガーは了解を、眼前に見えるように明らかなこと、すなわち現前と密接に関連させて論じていて、さらに現前しているもののもとに留まって現前しているものを本質展開させるという意味で、その場に留まらないことを特徴とする好奇心と対比しているのです。

ハイデッガーが挙げている現存在（Dasein の訳語。私達人間の現にあるあり方を指す）の特徴は、お喋り、好奇心、曖昧さであって、いわば不透明なこと、中途半端でそれ以上進まないことを特徴としています。ハイデッガーの了解が物事の本質特徴を際立たせることであるとすれば、その意味における面前他者の了解とは現存在がそのままでは立ち行かなくなる方向性、他者の他者性を際立たせる方向性を帯びることになりそうです。他方で、たとえば精神鑑定における了解可能性という意味での了解において問題になっている了解では、何らかの面前他者の本質特徴が露呈することではなく、他者との同期可能性、接続可能性と、この同期が一種紋切型の一般的規則に定められた作法を反復しているかどうかが問われています。

自己の一貫性があくまでも他者の眼差し、他者との同期によって受身的に生じるものであるとすると（これももちろんおおいなる仮説ですが）、自己が自己として成立するためには一定程度面前他者の存在が欠かせないはずです。しかし、この場合の面前他者の役割は、ハイデッガー的な意味で互いを了解しあおうとすることではおそらくはないのではないでしょうか。そうではなくて、一般規則によって定められた作法の範囲内で同じ物語をなぞり直し続けることが、私とは何かという問いが本質展開してしまうことを防ぐことになるようにも思われます。

しかしさらに踏み込んで言うならば、ハイデッガーによって頽落と表現された、私とは何かという問いの先鋭化を妨げ、それを本質展開させないための現存在の様々の手練手管を解体することであらわになったように見える「私という存在の不在」が、そもそも人の基本的な状況なのでしょうか。そうではなくてそれは現存在の摂理に逆らってお喋りをやめさせたために生じたアーティファクトである可能性はないのでしょうか。

繰り返しになりますがここで私が問うているのは、頽落と呼ばれる手練手管によって成立する一種の中途半端さに宙吊りされてあることのうちに、人がそのような形として成立する本質的な契機の一部があって、それを成立させる手練手管を解体してしまうと、実際にそうした仕方でそれまで成立していた何事かを人為的に消滅させてしまうのではないかという疑問です。もっと言うならば、透明でないことのうちにのみ生息しうるような何事かが、もしハイデッガー的了解が実際に貫徹されて現存在が透明化されてしまうという事態が起こってしまうとそれによって通り過ぎられてしまい、本来的でないものとして顧みられもしないという事態がここで起こっていはしないかということです。

(52) 精神科医、精神病理学者。『直接性の病理』(弘文堂、一九八六)、『人と人とのあいだの病理』(河合ブックレット、一九八七）、『分裂病と他者』（弘文堂、一九九〇）、『生命のかたち／かたちの生命』（青土社、一九九二）など著書多数。二〇世紀の日本の精神医学の中心人物の一人。

（53） 正式には、河合臨床哲学シンポジウム。二〇一五年で一五回目となる。臨床哲学は、精神医学からは木村敏、哲学からは野家啓一や鷲田清一らによって提唱されてきた。ほぼ毎年開催され、その記録は活字化されている。木村敏先生が主催され、哲学者と精神病理学者が集ってシンポジウム形式で毎年行われている。

（54） ハイデッガーの術語。手元にある。使用することができる。現前《Vorhanden》に対比して用いられる。

（55） ここでの規範は、責任能力論でよく引き合いに出される規範的責任論と心的責任論の議論とは若干ずれていて、もっと一般的な意味で用いている。すなわち、世間一般的な意味でこれこれという動機があればこれこれという行為が行われるのは当然了解できる（たとえばすごくお腹がすいていて誰も見ていないと思ったので万引きしたなど）という意味で用いている。ただし、規範的責任論も同様に、平均的な人を念頭においた場合、一定の状況が揃っていれば、それでもその対象行為を避けろというのは難しいのではないかという議論であり、ここで用いている規範的とは「平均的な」人間一般を想定しているという意味では通底している。

統合失調症における同期的了解の侵襲性

目の前にいる他者が了解できるのかという、精神病理学という営みが成立する最初の条件にここで戻りたいと思います。私達の体は閉じられていて交わることのない系ですが、私達の意識が再入力の渦という一種のリズムのようなものだとすれば、とりあえずはそれもまた物理的には皮質視床系からなる閉じた系であるとはいえ、体とは異なって相互に浸透しあうポテンシャルは持っているのではないかという点を前の章で指摘しました。

先ほどの落語への没頭のような他者と一緒にリズムを刻む類の同期的了解は、言語以前にも赤ちゃんがお母さんの微笑みに微笑み返すような仕方で私達の間に存在していて、やまだようこは『ことばの前のことば』の中でこれを「うたう」世界と呼んでいました。「うたう」世界はワロンが、「みる―とる」の世界はピアジェが重視し、ピアジェ・ワロン論争の発端となったこともすでに指摘しました。そして、共同指差しは、やまだによっては「うたう」世界と「みる―とる」の世界との邂逅として描かれています。

直接的な他者の了解とは、「うたう」世界に属するおしゃべり的了解であって、これはおそらくハイデッガー的な本質展開へと向かう了解とはむしろ対立的なのではないか。そして、仮に、他者が何らかの仕方で同期しうる存在であったとして、どのようにその同期が妨げられるか、その妨げられ方の感覚をたどることで面前他者のあり方を探っていこうというのがプレコックスゲフュールということになるでしょうから、同期的了解ができないことの了解できなさの質を行きつ戻りつしつつ、まずは論ずるのが統合失調症の精神病理学の古典的なあり方ということになるのではないかと思うのです。

そう考えると、れっきとした精神病理学の学徒が、すっと慣れあってお喋りに参入してくれなくなるのは、日常的な会話を成立させている同期の何かが、こうした統合失調症への古典的な接近方法を何らかの仕方で妨げてしまうからなのではないかという問いがそこからは生じてきます。お喋りをすることでようやくあるかのような外観を呈する私なるものは、蜃気楼のようにも思え、実際ハイデッガーは蜃気楼だと思っていたのではないかとも思えますが、しかし翻って考える時、本当にこのお互いのお喋りによって紡ぎだされる私なるもの以外にもっと高級な、頽落していない私なるものがそれとは別にどこかにあるのかどうか。同期という意味では分かるということの中におもねるという要素が入っていることは確かにそうでしょう。通常の会話の中では座りのいい私の立ち位置のような場所があって、「そうだそうだ、そこに確かにあなたはいます」と**コロス**(56)のささやき声のようにお喋りの中でお互いにささやき合うことで、確かに私はそんな形をしているのだということが確認され、そうやってお互いにささやきあうことで、面前他者と私はそれぞれ自分の形を保って安堵する。ブランケンブルクが指摘した通常の会話における閉じる作用、あるいは修復作用とはこうしたことと関連しているのだと思われますし、自身と自身のグループが共有する物語に殉じようとするヤンキー的人生などは説得力をもってこうしたあり方を例証しているようにも思えます。

(56) コロスは、古代ギリシア劇の合唱隊のこと。観客に対して、登場人物が劇中語れなかったこと（たとえば恐怖、秘密とか）を代弁し、脚本におけるト書きのような役割を果たす。

もう一度整理してみましょう。透明性ということがここでは随分入り組んでしまっていることが分かります。精神鑑定的な意味で規範的な人間というものがあったとして、そうした時にお互い気持ちが分かるよねと言っている時の「分かる」の透明性というのは、同期できるの「分かる」ですが、この「分かる」の最も重要な機能は、現存在としての私を析出させることでしょう。つまりこの了解に「ご用心する」（ジャック・ラカン『Écrits』）ことは、そもそも通常の私なるものを断裂させ、破損させることになります。もし精神病理学に deep に巻き込まれている人達が、この「分かる」を取りあえずは一息ついてしか受け入れないように自らを訓練しているとするなら、つまりは極端にいえばその姿勢は現存在を断裂させ、場合によっては破損させる方向へと面前他者に圧力をかけているということにならないでしょうか。あるいはその見返りとして当然自らの現存在も常に断裂や破損の圧力を被ることになるはずです。

答えから類推するような結果となってしまいますが、もしも精神病理学に深く巻き込まれるということが、病む人の透明性に関わる事柄だとするなら、つまりは、何らかの形で自らの現存在と面前他者の現存在を不安定化させ、悪くすれば破損しかねない方向性へと圧力をかけることが、病む人の透明性を担保するのに必要な前処置だということになるのでしょうか。

もしそうだとすると、精神病理学的構えは、病む人の診断には役立つが侵襲性の高い検査のようなもので、注意して用いないとむしろ病状を悪化させてしまうような何事かなのでしょうか。そういう側面があることはすでに冒頭でも触れました。しかし、おそらくそれだけではなくて、通常は私達相互の現存在が安定してその形を取るのに不可欠な同期という意味での相互了解が、素朴な形でそのまま使われると侵襲的になってしまうような何事かが病む人の側にあって、そのことに職業的に反応するからこそ、精神病理学に深く関与してしまった人達はああいった刻印を職業病のように身に付けてしまうのではないでしょうか。この場合の病む人で念頭に置かれているのは遅ればせながらではありますが、津田先生が「統合失調症の人との語らいが精神科医をつくる」とおっしゃっていたように、やはりまずは統合失調症のことです。

しかし、もしそうだとすると統合失調症にとって同期という意味での了解のどこが侵襲的になってしまうのでしょうか。確かに私達にとってもこうした同期という意味での了解が行き過ぎてしまうと居心地の悪いものになる場合があります。たとえば私のような人間が近所の人達とバーベキューを一緒にする機会があるとすぐ分かるのですが、バーベキューでは色々な用意するものを即座に判断し、周りの人達が何をしていて自分が何を期待されているのかを了解し、高度な同期をさせてバーベキュー・オートポイエーシスの有機的な構成素となって作動することが期待されています。この期待に沿って滑らかに動くことができる人にはある種の美しさがあり、社会的にこなれた立派なお父さんの一つの指標となります。いわゆるスキゾイドという性質を持つ人は、これが統合失調症とどのような関係にあるかということの議論はとりあえずは棚上げにしておきますが、こうした状況に敏感に反応して自分がこのバーベキュー・オートポイエーシスの有機的な構成素になれないことに打ちのめされることになります。

もし、通常は同期の相互乗り入れによって安定する「私」が、病む人の場合には脅かされ、場合によって断裂してしまうクライシスのきっかけになることが、精神病理学に深く関与した人達が自動的な面前他者との同期を停止した理由だとすると、病む人においてとりあえず成立している「私」は、通常の現存在とは異なる仕方で成立していることになるのでしょうか。頽落した現存在は何らかの手練手管で了解しあっても「私」であることが脅かされないようにどこかで同期が起こる時に同期の歯止めがかかっているのでしょうか。了解がこの場合同期のことで、面前他者と少なくとも部分的には一つのリズムを刻むことなのだとすると、本来、そこでは私とあなたの境界は曖昧になることになります。それなのに多くの人はそこで脅かされないのはむしろなぜなのでしょう。

お母さんの微笑みに微笑み返す

精神病理学がもしも超越論的な構造を可視的にしうるような学問なのだとすると、それはなかなか大層な学問であることになります。しかし、前章で触れたように次の話に進む前に、本当にそんなことができる可能性があるのかについて、もう少し吟味しておいた方がいいような気がします。古くは**松本雅彦**[57]先生が、最近では**松本卓也**[58]先生や**斎藤環**[59]先生が批判的に論じておられるように、こうした深みへと向かう垂直方向への営みが病む人の助けにはならないのではないかという批判はとりあえずは根拠のある批判のようにも聞こえます。

他者が了解できるという精神病理学の前提条件における了解は、同期的了解である他に手はないように思えるのですが、もしそうだとすると、これは赤ちゃんがお母さんの微笑みに微笑み返すような了解であって、そもそも通常の意味での了解の持つ志向性という構造を取っていないのではないかという考えは前節でも述べました。なぜなら志向性において、対象は常に外部にあって私ではないという特徴を持っているのに対して、同期においては私は同期する対象と同じリズムを打つからこそ同期する対象のことを了解するからです。

ワロンとピアジェの論争、やまだようこが子供の言葉がどのようにして出てくるのか論じた時に観察した「うたう」系と「みる―とる」系の相克と邂逅の話にもう一度戻りましょう。極端に言うならば、赤ちゃんとお母さんが微笑みあう「うたう」系の了解が同期的了解で、目の前の対象が靴である、《water》であると了解する志向性としての了解は「みる―とる」系の了解ということになるでしょう。ですから、ピアジェ理論における発達は、志向性としての意識の発達の理論であり、ワロンにおける発達は、同期的了解を強く意識した発達理論だと言い換えることもできるように思います。

同期的了解と統合失調症的心性の関係については、なかなか難しいところはあると思うのですが、少なくともその入り口においては、同期的了解に対する鈍感よりも敏感、つまり、先に触れたバーベキュー・オートポイエーシスのように、空気が読めないのではなくて空気に対する感度が高すぎて苦痛になるという方が一般的であるように思えます。周りの人の同期的了解の圧力が一足飛びに自分に伝わり、そのためともかくがんばって人工的に自分を閉じないと苦しくなってしまうといった感じでしょうか。統合失調症的心性の自閉ということが昔は良く書かれていましたが、むしろあまりに開かれてしまっていて、他者に対して無防備に晒されてしまうのがデフォールトで、そのために後付けで必死に閉じる方策を懸命に探った結果が自閉的な外観ということになるのではないかという印象があります。もし統合失調症的心性において、むしろ同期的了解は過剰に起こりやすいとするならば、統合失調症的心性に対する直接的な了解は、事実的に可能かどうかは別として、権利上は（つまり理屈の上では）可能だということになると思われます。もしそうであるとすれば、統合失調症的心性への精神病理学も、理屈の上では可能であるということになるでしょう。

たとえば私達が怒っている時、私達は自分がどんなに怒っているかを意識せずに怒っていることがあります。つまり、その時に私達は怒りそのものとなっており、怒りと自分とが区別がつかないように一塊になっているような状態ともいえそうです。臨床心理士さんのカウンセリングは、クライアント（臨床心理では来談者のことをこのように呼んでいます）とのやり取りは主には情動のやり取りでなりたっています。この情動のやり取りは同期的了解であって、この場合の同期的了解は決して自動的に意識される（つまり志向性の対象になる、あるいはカテゴリー的直観される）ことはありません。臨床心理士さんのカウンセリングはそのデフォールトでは、この情動のやり取りをできるだけ意識的に記録して、面接記録を作り、自分が気づいていない自分や相手の心の動きを指摘してもらうために、スーパービジョンといって他の心理士の人にアドバイスを受けたりもします。つまりそれは間違いなくそこに存在していて後で思い出したり、再発見したりできるくらい明瞭な存在でありながら、しばしばカテゴリー的直観の埒外にあって、カント的に表現するなら実在はしているが実体ではない何事かであるとも言えると思います。

情動とはどんなものかをもう一度復習しておきましょう。基本的には自分自身の情動はその場ではそれと確認できる表象であるという点ではカント的な実在ですが（今、私は悲しい）、たとえば私に関して言えば、うちのウサといううさぎが死んだ時の悲しみと父が死んだ時の悲しみが同じものなのか違うものなのかは私にも分かりません。つまり靴には靴一般というものがあって、私達は靴と靴でないもので世界を分割することができますが（カテゴリー的直観）、ウサが死んだ時の悲しみはその時その場での一期一会的な悲しみであって、他の悲しみと同じかどうかを私は確信することができませんから、情動は実在的ではあるが、カント的実体ではないことになります。

私の情動がそうなのですから、当然私と面前他者との間で共有される情動も、もしそういうものがあるのだとしたら同じように実在はしているが実体ではないという特徴を持っていることになります。つまり素朴な状態でも、私達人間（あるいは現存在）にとって、靴や《water》はもともと志向性の対象であり、実体であるという以外のあり方はできないのに対して、私達の悲しみや憎しみ、怒りは、素朴な状態では志向性の対象にきちんとなっているわけではなく、余分なひと手間をかけてあえて現前化させなければ、実体にはならないということになるのだと思われます。

こう考えていくと、精神病理学の原資は、ハイデッガー的に表現するならば**情態性《Befindlichkeit》**[60]であるということになるのだと思われます。情態性というのは、おおよそ気分のことですから、当然、面前他者と素早く同調・同期する類のものであり、こうしたもの、つまり自分の気分は基本的には直接的に直観できるのではないかという考えは素朴な印象とも一致します。ここで津田先生の議論の中での他者の透明性が担保される可能性は出てきたのですが、そうなるとむしろ問題としなければならなくなるのは、自分自身の透明性の方です。透明性というのが、カテゴリー的直観ができること、もっと言うならばカント的実体が仕上がることというように考えると、先ほど論じたように、実際の素朴な状態では私の情動は私にとって現前してはおらず、つまりあえて現前させなければそのままでは志向性の対象にはならないからです。そしてこうしてあえて（あるいは無理やり）現前化させ、志向性の対象にする過程で、情動はそこにあったそれそのものとは微妙に違うものに変質せざるをえず、その特性上、ここにあるこの靴が靴として現前するようには現前できない特性があるというべきなのだと思います。だからこそ、それがまだ新鮮なうちに繰り返し繰り返し近似的接近を繰り返すことで漸近線的にそれに近づくしか方法がないのだろうと思うのです。

そうなるとハイデッガーの言う共存在《Mitsein》というものがもしあるのだとしたら、それは志向性の彼方に到達されるはずのハイデッガー的存在《Sein》[61]とは、ある種対立的なものではないかということにやはりなるようにも思えます。その実態は情態性を通して共有される同期なのですから、結局それは日本語でいうところの空気のようなものでしょう。そうだとすると、まさにそれはお喋りや好奇心が織りなす私達人間、一般的市民、あるいは世間であるところの現存在、人《Das Man》のことでしょう。つまりそれはカテゴリー的直観を貫徹して徹底的に現前させようとすると、本来それであるところのものとは変質してしまわざるをえないような何事かであって、前節で予感したようにハイデッガー的了解を徹底すると霧散とまでは言わないまでも、もともとのそれとは常に何か違うものになってしまうような何事かということになるような気がします。

『トニオ・クレーゲル』の中でトーマス・マンは見事に、この日常性への逆転した賞賛を描いています。滑らかに舞踏会で社交する人々がそこでは描かれていて、語り手はそれを壁の花のような位置から眺めているという構図が描かれます。日常性を軽々とまとい、舞踏会で踊る人達を自分には失われたものを持つ人達として語り手は憧憬し、かつ痛みとともに嫉妬します。その時、舞踏会オートポイエーシスの中に溶け込んだ人々の中から、一人の若い将校が進み出て詩の朗読をするのですが、壁の花の語り手はそれまで日常性に見事に溶け込み、軽々と踊っていたその将校が、詩の朗読という行為によって自分と同じ自分探しの居心地の悪さ、存在への問いに惑わされ滑らかな日常性から少しだけ滑り出てしまったのを感じて、その場違い感への踏み外しを少し残念に思うのです。

当たり前への憧憬とそれが自分にはないことの耐え難い苦しみ、これが一時期の精神科医であれば誰でも知っていた有名なブランケンブルクのアンネ・ラウの**自明性の喪失**[62]です。一体ここでアンネ・ラウが失われたと感じ、それは人が人であるためには決定的に重要な何事かだと感じていたものは何だったのでしょうか。やはりこのことは今でも重要な問いであり続けているように思えます。

(57) 一九三七―二〇一五。精神科医、精神病理学者。『精神病理学とは何だろうか』(星和書店、一九九六)

(58) 一九八三― 。精神科医、ラカン派精神分析学者。「水平方向の精神病理学に向けて」Atプラス:臨

床と人文知 30:32-51, 2016

(59) 一九六一ー 。精神科医・批評家。「強度の精神病理 反-強度的治療としてのオープンダイアローグ」第三七回日本精神病理学会プログラム・抄録集:47, 2014

(60) 現存在（つまり私達）の素朴なあり方。ダマジオが心と等価なものと考えている気分は情態性に近い事柄を指していると思われる。

(61) カントの実体は、ハイデッガーでは存在《Sein》にあたり、カントの多様なもの、あるいは実在は、存在者《Seiendes》にあたる。seiend はドイツ語で sein の進行形。Seiendes は seiend の名詞形。

(62) Der Verlust der naturlichen Selbstverstaendlichkeit. Ein Beitrag zur Psychopathologie symptomarmer Schizophrenien. Enke, 1971.『自明性の喪失 分裂病の現象学』（木村敏他訳、みすず書房、一九七八）

精神病理学と死の練習

ここで二つ目の津田先生の問いに話題を移したいと思います。死へのこだわりについてです。これは私自身の非常にパーソナルなこだわりと関わっていて津田先生もそこに気づかれての質問だったと思うのですが、ソクラテスの、あるいはプラトンの言う死の練習ということに私はずっとこだわってきました。これは原語では、οἱ ὀρθῶς φιλοσοφοῦντες ἀποθνῄσκειν μελετῶσι（真に哲学者をするということは、死の練習をすることである）と書かれています。ハイデッガーの「死への存在」《Sein zum Tode》というフレーズは、このソクラテスの言葉を本歌取りしたのではないかと思うのですが、現存在のお喋りを止めて、現存在を本質展開させることによって、それが無であることを体得し、そうすることで私達は存在へと至ることになるというのが、ハイデッガーの『存在と時間』におけるおおよそのロードマップなのではないかと私はこの本を読んでいました。つまり、私は個人的には『葉隠』(江戸時代中期、佐賀鍋島藩士・山本常朝《つねとも》が武士としての心得を口述し、それを同藩士田代陣基《つらもと》が筆録した書)の「武士道とは死ぬことと見つけたり」というようにこの本を読んでいましたから、従軍したドイツの青年たちがこの本を塹壕で読んでいたという話もとてもレアルに感じられていました。

そうだとすると、それはまさに現存在としての死の練習ということになります。つまり現存在としての私は真に哲学すれば無になるのだから、真の哲学者が死を恐れることはナンセンスだということにもなる。死が怖いということは自身が徹底的に考え抜いていない、つまりきちんと哲学できていないことの他ならぬ証なのではないか。死が何より怖いということは、結局自分にとって自分の保身以上に大切なものはないことを証明しているのではないか。この問いは思春期の頃に私をずっと思い悩ませてきました。学生運動の中で市民社会へ戻るための橋を落として向こう側へ渡った人達は私にとって当時一種のヒーローだったのですが、主義主張がどうこうというよりも、そうはできない自分についての偽物感というのが今に至るまでの私の自分自身に対する素朴な感覚です。津田先生はおそらくこの感覚を察知され、そうした思考法を見抜いて鋭く指摘されたのだと思っています。

これに関して、先に引用した津田先生の言葉を思い起こしていただきたいと思います。「特別な転回点なく進んだ治療、マスに適用されて十分有効な治療を、次元の低いものと考える必然性はわれわれにはない」という言葉です。このことは治療に関して言われているわけですが、現存在と存在との関係に関しても言えるのではないかと思われるのです。つまり、ここに此岸と彼岸があって、存在《Sein》つまり彼岸に渡れば真理があるのだが、現存在としての死、あるいは一般的な人としての死を代償としなければそこには至れない。こうした考えは究極的には**新左翼運動**[63]からおそらく先ごろのＩＳＩＳ[64]の人々に至るまで通底する論理のように思われます。この場合、彼岸に何か良いものがあるから彼岸に向かうというのでは、あなたはまだ十分に死の練習を貫徹していない。ここで問われているあれかこれかは純粋に自分の幸福にとっては無意味な、あくまでも教義あるいは神への真の信仰を試すイニシエーションです。しかし死と向き合うことを一種のイニシエーションとみなし、そこをクリアできるかどうかで自らが本物か偽物かを判別する仕方には、彼岸と此岸の間の明確なヒエラルキー、本物と偽物の段差、さらにいえば偽物への軽蔑が含意されています。津田先生が嫌われたのはこの部分ではなかったかと思うのです。

サイモン・クリッチリー[65]は、ハイデッガーの『存在と時間』がどうしてファシズムへと結び付いていったのか、その行程を論じていますが、これは新左翼運動やＩＳＩＳの思考の歩みと重なり合うところがあります。まずは、日常性、お喋りや好奇心から成り立ち、同期的了解を通して空気を読みつつお互いをそうだそうだと肯定する世間があるとします。ハイデッガーはこうした世間の中でお互いに同期的了解をしあう現存在（＝人、《Das Man》）を頽落と呼び、真の了解、志向性が本来持つ現前化という働きを徹底させることで、そうした世間が実際には無であること、つまりそこにはカテゴリー的直観に耐えて残るような存在《Sein》は存在しないことを宣言します。では、自らの保身に汲々とし、お喋りや好奇心でお互いにそうだそうだと認めあうことで仮象としてしか実際には存在しない頽落した世間を糾弾し、私達は豚ではなくてソクラテスだと、死を覚悟してこの市民社会と袂を分かった後、私達はどこに行けば良いのでしょうか。それは死を覚悟した人達が集う新たな国家以外の何でありうるのでしょうか。

しかし、もしもハイデッガーが糾弾したものが、世間を成立させるそもそもの営みとしての同期的了解そのものにまで至っているのだとしたら、そもそも共在というものは成立しえないということにならないでしょうか。共在を認めるのだとしたら、あるいは他者を了解するということがありうるのだとしたら、私達はたちまち世間に取り囲まれ、お喋りと好奇心に弄ばれ、現存在として生きるしかなくなるのではないでしょうか。

しかも私達という存在が、それ自体として存在しているわけではなく、志向性の対象の反響として、たとえば世間によってそうだそうだあなたはそこで確固として存在していると言ってもらわなければ存続しえない何かそういった受け身的な存在だとしたら、世間の中で生きていくのであれば、世間が私達をそうだといえばそう、そうでないといえばそうでないという具合に、世間は私達の生殺与奪権を握ることになるのでしょう。この圧倒的な窒息感。だから息苦しくなった私達はこの世間を超え出て、向こう側へ、イスラム国へ、あるいは美しい国へと向かおうとするのです。しかしナチスがそうであったように、超え出ていった先にあるのはやはり同じ世間、あるいはさらに窒息感に満ちた世間以外の何ものでもありません。

(63) イギリス共産党左派が発行していたニューレフト・レビューに由来するとされる。日本では学生運動が隆盛を誇った一九五五年頃から台頭し、議会制民主主義内での活動を重視する既存の左翼（社会党・共産党など）に対して、より急進的な既存の社会の破壊と再生を目指した。中核派、革マル派、ブントなど何十もの分派があり、それぞれ激しく対立した。

(64) Islamic State of Iraq and Syria の略称。二〇一三年頃から急速に勢力を拡大したが、二〇一七年には首都ラッカが陥落。国家として崩壊した。しかし、イスラム原理主義に基づくテロ組織は残存し、さらに思想として伝播し、まったくつながりのない一匹狼的なテロが繰り返し世界中に起こっている。

(65) Simon Critchley（一九六〇―　）は、イギリスの哲学者。専門は現象学、大陸哲学、フランス現代思想。一九九四年から九九年までイギリス現象学会の会長を務めた。ここでの主張は、『ハイデガー『存在と時間』を読む』（叢書・ウニベルシタス、サイモン・クリッチリー、ライナー・シュールマン編著、串田純一訳、法政大学出版局、二〇一七）による。

神田理沙さんの遺稿、『十七歳の遺書』は、私が高校生の頃、多くの読者を同世代に持っていました。自分自身がこの本を読んでどんなことを当時思ったのかはもう忘れてしまいましたが、その頃買った本の中で今でも持っている数少ない本の一冊であることが、そのインパクトの大きさを表しているようにも思えます。

私自身は当時、周りの人達の言葉や評価に翻弄され、目まぐるしく動揺する自分の気分を持て余していました。そして結局自分はただ周りの人達の評判を得るためにあくせくしているだけであって、突き詰めれば自分の中には本当に自分がしたいことなど何もない、そういう自分を見出してそんな自分を情けないと思い、「常に変わらぬありのままの人」であることをおそらく命をかけて願った彼女に引かれたのだと思います。大体において穏やかで理知的なトーンで彼女の日記は進行しているのですが、国語ノートの裏表紙に激しい一文が書かれていたとあとがきに書いてあります。それは以下のような走り書きでした。

もちろん、あんな連中は、人間のクズにすぎない。私はできるだけ意識をあの連中から離そうとしているのに、彼女はかえって軽蔑すべきあの連中に意識をからみ合わせようとしている。そうだとすれば、愚劣な現実に頭を下げて、ツノつき合わせをしているのは、私ではなくむしろ彼女ではないか。

私がじっと黙っているのは、あの連中と無益ないざこざをしたくないためだ。あの連中にかかわっているには、私たちの毎日は短かすぎるし、尊すぎる。

彼女がここで弾劾しているのが誰なのかはもちろん分からないのですが、おそらくはそれが具体的には誰にせよ、世間、現存在、いずれにしてもお喋りと好奇心で一杯の《Das Man》がそこで弾劾されているのだということは間違いないのではないかと思えます。

常に変わらぬ「ありのまま」とは、現前するものであり、さらに時間を経ても変化しない同じものなのですから、それは実体であり、つまり彼女が求めていた私は、まるで靴や《water》のように存在する確固たる私だということになるでしょう。持ち前の激しさで、日常性の非本来性をそぎ落とし続け、純粋な私へと超え出ようとした結果、本来は他者の反響としてしか実体を持ちえない私なるものはおそらくは見失われるのです。つまり哲学を、あるいは死の練習を貫徹した彼女は存在の無を見出して死を選び、死の練習から怯んで途中で逃げだした私の方は生き残って、うまくお喋りのできない現存在として生を永らえている、とりあえずは『十七歳の遺書』が私に引き起こすイメージはそんなところでしょうか。

小林一茶の俳句に「寝仲間に我をも入れよ春の山」という句があるそうです。湯治場で春の山を眺めるともなく眺めてごろごろ寝ころがり、おそらくは時々は体も触れるくらいの距離で、もしかすると少し一杯やりながら、とりとめもなく話をしている。そういった風情ではないかと金子兜太は解説しています。ここではほとんど同期的了解がすべてを占めているかのようです。周りの人達の笑いさざめきの中に私は溶け込み、ただただその非本来性の中でたゆたっている。

一七歳で、存在の無を見出すほどに死の練習を貫徹した彼女を自分自身の生き方よりも尊敬しているのは今でも変わりません。彼女のような人の存在が人とは存在するに値する何ものかであることを証立てているのだという思いも変わりません。しかし、高校生の時と違って、今彼女に向けて思うのは、そんなに立派な人でなくてもいいから、私達愚かな《Das Man》がごろごろ寝転がっている畳の上で一緒に横になり、一緒にごろごろ春の山を見ながらお喋りをしようと誘ってみたいということです。案外それだけで人は生きていけるし、それはそれでもしかするとそれほど悪いものでもないのかもしれないということを彼女の本を読んでから四〇年かけて教えてもらったからです。

第5章 ベルクソンと脳科学

イマージュという概念装置

少し逆説的にはなるのですが、ベルクソンは脳科学との対話の土俵にのりやすい哲学者だという気がします。ベルクソンの哲学が、**ブローカのタンタン症例**(66)を皮切りとする脳科学の勃興に対する哲学的な応答の試みという側面があったことを思えば当然と言えば当然なのでしょうが、脳科学がすべてを説明しようとする傾向に抗して、その侵食をどこで食い止めうるのかという意図もそこにはあったように思われるので、逆説的という感じがあるのです。

これに対して現象学は原理的には脳科学との接点を持たないといえます。これはその本性上当然のことで、ベルクソンにとって、感覚運動反射から意識がどのようにして立ち上がるかは格別に重要なテーマであったのに対して、現象学は、ベルクソン的に表現するならば、縮約が既に二回もなされてカント的実体(同じものが同じものとして反復する対象)が確立された段階を前提として議論が始まるからです(図-16)。

ベルクソンの『物質と記憶』でのイマージュは、カント的な実在と実体の両方を表現しているという意味で、なかなかに画期的な概念装置だといえるように思えます。そもそもベルクソンでは、表象がどのように物質から立ち上がってくるかが問題とされているわけですから、私達が意識しうる対象がまだ成立する以前の状態がその問いには自ずから包摂されることになります。ベルクソン的に表現するならば、私達の世界は、事実的には記憶によって浸透され尽くしていますから、素朴な感覚をいったんは括弧に入れて考えないと私達の目にはカント的実体しか目に映らないことになります。体験

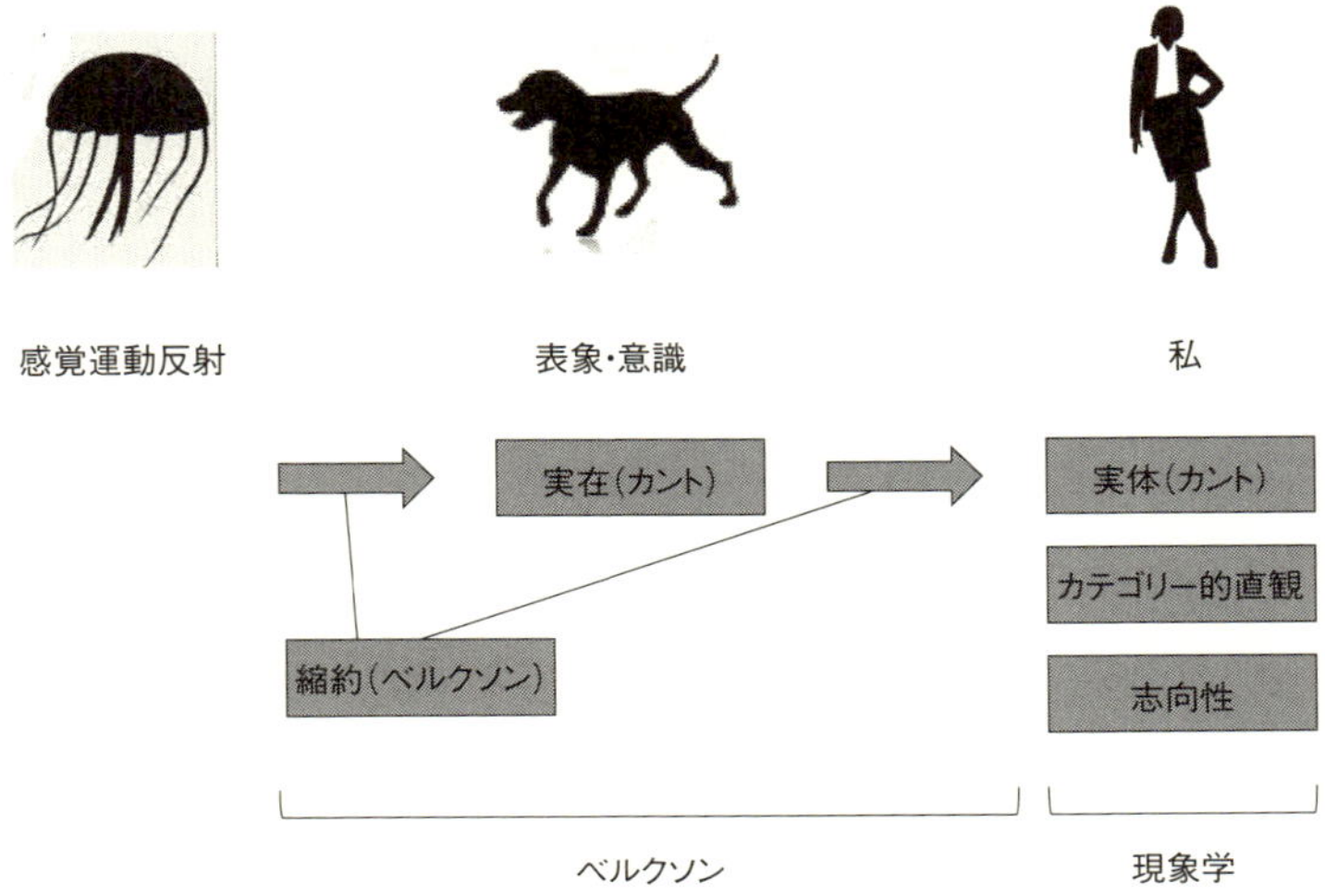

図－16

が人の体験である限り、『純粋理性批判』で示された超越論的枠組みから私達は決して逃れることはできず、その枠組みから逃れるということは、同じものが同じではない世界へと超え出ることになりますから、それは狂気と非常に近いととりあえずはイメージできるように思います。そういう意味で、私達の表象の起源を問うベルクソンの概念装置は、そのままドゥルーズの問いへと連なることになります。

感覚運動反射から表象が成立するベルクソンの第一の縮約は、おそらくは再入力の渦と重なり合うでしょう。そして表象（カント的実在）からカント的実体、つまりは私達の世界が隅々までそれでできている人の世界内の対象が立ち上がるためのベルクソンの第二の縮約は、言語的な作用なしには成立しないでしょう。そしてこの第二の縮約が行われる時に、他者の（おそらくはお母さん的な存在の）手が添えられるかどうかは同期的了解がどのような形を取るかに関与しているのではないかというのがこれまでの私達の議論でした。

(66) Broca, Pierre Paul（一八二四―八〇）が、「タン」という音声しか明確には発話できないにもかかわらず、理解能力は保たれ、麻痺なども示さなかったルボルニュという患者を剖検し、前頭葉第3脳回に損傷があることを確認し、一八六一年に解剖学会で発表した。これはピエール・フルーランによって徹底的に反駁され、それまでガルの義理の息子エルンスト・オーベルタンが必死に証明しようとして果たせなかったガルの骨相学に端を発する局在論の信憑性を証明する初めての確定的な証拠となった。

ロックの視点とカントの視点

私達の世界が本来は色やにおいのない粒子（つまりは原子）からできているという自然科学的な発見が、イギリスの哲学者で経験論的認識論を体系化したジョン・ロック（John Locke 一六三二―一七〇四）の物そのものという仮説を生んだと冨田恭彦は論じています。ロックは世界を構成する基本粒子が持つ延長、位置といった性質を一次性質、私達の五感が受け取る色、味、熱さなどの性質を二次性質として区別し、基本粒子である物そのものが私達の五感を触発して二次性質を作り出し、表象が生まれるのだと考えたと『カント哲学の奇妙な歪み――純粋理性批判を読む』（冨田恭彦著、岩波現代全書、二〇一七）の中で紹介されています。

ロックの考えでは、色や形、味や温感がどのようにして生ずるかは、究極的には延長や位置の割り当てから説明されることが目指されるはずです。たとえば色を例に取るならば、脳を**コホーネン層**を形成する一層のニューロン群だと考えると、波長という延長がコホーネン層を刺激して触発し、一定の波長が一定の位置にあるニューロンを次第に発火させやすくするという学習を通して色彩のマップが後頭葉に形成されます。そう考えるならば、まさにこれはロック的な図式ということになるでしょう。何が一次性質で何が二次性質かという区分はおそらくは、自然科学的研究によって更新され変更されるのは間違いありませんが（物質がエネルギーに置換されうるなど）、特定の現象をそれを成立させるより基礎的な下部構造へと遡って説明しようとするという方向性に関しては、ロック的図式は自然科学的思考を今も規定し続けているように思われます。

ロックの物そのものが感覚からそこへと遡る通路を切断せず、むしろそこへとどのようにして遡りうるのかということを問題意識の中核に置いていて、自然科学の方法論というその起源に対して忠実な思考であるのに対して、カントは物そのものと知覚との通路を切断し、これを物自体と括りなおすことで、自らの起源である自然科学との本来の関係性を断ち切り、歪みを内在させることになったと冨田は論じています。

しかしロックの考えは、あくまでも体験を自分の外から眺めることができるならばという条件付きでの素描です。とりあえず体験する私の視点から私に体験できることに厳密に限定して考えるならば、たとえ、同じものが目の前にあってもそれがどのように体験されるかは、たとえば動物の種類が異なればまったく異なるでしょう。そもそも長さや位置を色とは水準の違った仕方で仕分けるような機構は脳の中にはありませんから、少なくとも脳的には一次性質と二次性質を別個に取り扱うための装置は存在しないように思えます。

ロックとカントの対比から少し分かることがあります。私達にとってカントへの関心は、まさにロック的な自然科学的探求の対象としての物そのものから、感覚からの遡及が断ち切られたカント的物自体へと、物質の位置取りが変化したその点にこそ起点を持っているのではないかということです。つまり世界をどこから眺めるのかという視点が、ロックにおいては世界を外から眺める観察者の視点が取られているのに対して、カントにおいては私を起点として私の体験から出発する限り、物自体を体験することはできないことが語られるのであり、その点でロックからは現象学は生まれないが、カントからは現象学が生まれるのだともいえます。カントが物自体へと私達の認識が超え出ることにこれほど厳しい線引きをしたからこそ、その線引きの手前に厳密に留まろうとする学としての現象学が生まれ、さらにこの越境不能の線引きがいかにして形成されているかという問いからベルクソンの哲学が生まれたともいえるのではないかという気がするのです。

物質のロック的な理解においては、心身問題は基本的には生じてきません。なぜなら私達のある物質への知覚は、知覚よりもより基盤的な性質によって触発された物質そのものだからです。たとえば、二五度の水温に慣れ親しんだゾウリムシは、二〇度の水を水槽に注ぐと、あたかもこれを「寒い」と感じたかのように遊走し、二五度の水温を保っている辺りに向かうのが観察されます。しかし実際にはこれはきわめて機械的な反応で、二〇度から二五度へ向かう時にはゾウリムシの細胞は若干過分極（細胞内外の電位差が大きくなること）に傾いて、このため方向転換を起こしにくくなり、結果として二〇度から遠ざかるのに対して、二五度から二〇度に向かう場合には、逆に脱分極（細胞内外の電位差が小さくなること）に傾き、方向転換の回数が増えるため、二五度の領域近辺にゾウリムシは集まることになることが分かっています。これは感覚運動反射の原形で、その背景は、細胞膜の内と外とを行き来するカルシウムイオンの働きによって説明することができます。人間の知覚もその原形としては、このようなまったくの物理的現象である点は変わりません。つまり知覚として生じている現象は、より一次的な物理的性質に還元されるという意味で、探求可能なロック的な物そのものであるともいえます。

超越論的枠組みが侵された時に現れる姿

ベルクソンのイマージュは、こうした物質そのものである感覚運動反射を縮約することによって立ち上がってくるわけですが、繰り返しになりますが、このイマージュ（表象＝カント的実在）がさらにもう一度縮約されるその地点に、カントがその境界線を頑なに守る私と脳の境目が存在するのではないかというのが私の考えです。ドゥルーズが『差異と反復』で対峙しようとしている運動も、やはり主にはこのベルクソンの第二の縮約をめぐるもののように見えます。

このベルクソンの第二の縮約は、おそらく人間の条件のようなものです。新たなカテゴリー的直観あるいは種の生成と関わる詩などは、確かにこの第二の縮約をある程度緩めなければ可能ではないのでしょうが、カントがそれを譲れない普遍であると考えた超越論的枠組みは、冨田が言うようなロックの自然科学的仮説とはおそらくその機能は根本的に異なっています。それはたとえその起源においては、物理学的な粒子から成り立つ色のない物質世界とこうした物質世界の働きかけ（触発）によって形成される私達の色付きの世界との関係に範をとっていたとしても、そうした二つの世界の関係とはまったく異なった別の関係を指し示す用語に、カントにおいては変質しているのだと思います。

カントの哲学が、諸学を基礎づける学問であるのかどうかは私には分かりませんし、実を言えばあまり関心もありません。私が専ら関心があるのは、それが私や私を含めた人間の苦悩について何かを教え、語ってくれるのかどうかという一点です。つまりそれが今ここでの私達の体験の苦しさについて何事かを教え、語ってくれるのかどうか、ただそれだけが哲学に対して私が持つ関心なのです。そういう視点から見るならば、ロックの物そのものは私の関心からは遠いのですが、カントの物自体は人間が物事を体験するということはどのようなことなのかを解き明かそうとしているという点で私の関心を強く引くのです。

カントの超越論的枠組みというのは、基本的には現存在、つまりは人の体験において普遍的に成立する枠組みを取り扱ったものだということを確認しておいた上で、この枠組みが侵犯されるということの意味をもう一度一つの事例で確認しておきたいと思います。

この事例は、精神科の病院から長らく退院できずに入院されていた男性の例ですが、十数年以上同じ症状を反復されていました。男性は調子が良い時には自分の体に意味の判然としない文字を書き続け、調子が悪い時には看護師の目を盗んでスプーンや箸などあらゆるものを飲み込んでしまい、このため何度か腸穿孔を起こし、救急搬送されていました。画像検査を含め脳や血液学的検査には何も問題はなく、普段はおおよそ指示に従って行動し、日常生活を過ごすことはできます。幻覚や妄想は少なくとも現在は目立たず、あったとしても極めて断片的で、まとまった表出はありません。発症の過程からは統合失調症性の経過が強く疑われていました。

この男性に何が起こっていて、男性が何を体験されていたのかは私には理解できませんし、そもそも通りすがりにたまたま見聞きしただけの事例なので詳しいことは分からないのですが、超越論的枠組みが揺さぶられ、ベルクソンの第二の縮約が緩み、カテゴリー的直観によってことごとく分節され尽くしている私達の世界に、ドゥルーズの言うような「一期一会」的反復が結果として現れるということはこういうことなのではないかという予感が私にはあります。男性の自分の体への書字は、まるで自分の体に写経しているかのような一心不乱さでしたが、その姿は、私達を保護してくれるカントの引いた枠組みなしに、「一期一会」的反復に立ちむかうことがどのようなことなのかを教えてくれているようにも思えるのです。フリードリッヒの描く**氷結した圧倒的な海の中に座礁した小さな希望号**[67]の姿がそこからは連想されました。

（67）『希望号の難破』（一八二三―二四）と名付けられたカスパー・ダーヴィト・フリードリッヒ（Caspar David Friedrich　一七七四―一八四〇）の代表作の一つ。晩年は流行遅れの憂鬱なロマン主義者として酷評を受け、死後急速に忘れ去られたが、二〇世紀に入り再評価された。氷河の中に座礁した船がぽつんと描かれており、この船が希望号という名であることから『希望号の難破』と呼ばれることが多いが、たとえば統合失調症発病前夜のような圧倒的な閉塞感の中にある人にとっては、レアリティのある希望はむしろこうした形を取るのではないかとも思われる。

連合型視覚失認――同じものから多様なものへの後退

ここでこれまでの章で何度か話題にしてきた連合型視覚失認について、ここでは事例を具体的に紹介して、二〇世紀を席捲したゲシュヴィントの離断仮説、そのルーツであるマイネルトの連合論について考えてみます。現在でも脳科学の基本的な思想的背景としてその力を失っていない連合主義と対峙することは、次章で取り上げる普遍論争の議論を、今私達の問題として考えるためには不可欠の前提だと思われるからです。

個々の個物を超えて普遍というものが手触りをもった実体として存在するのだという私の実感は、私が研修医時代に受け持たせていただいた三〇年以上前のこの棟梁への驚きから出発しています。視覚失認は、ベルクソンの『物質と記憶』の中にも精神盲という名前で登場していますが、ベルクソンは通常、神経心理学者というこの分野を専門とする人達が定義しているよりも、より広い概念でこの精神盲を扱っています。ここで紹する連合型視覚失認は、現代の用語法に沿ったものです。この事例については拙著『心はどこまで脳なのだろうか』（医学書院、二〇一一）でも取り上げていて、ほぼそれと同じ内容になりますが、以下の議論のためにはどうしても必要なので再録させてもらいます。

事例は、六一歳の大工の棟梁です[68]。この男性は、腕の良い大工の棟梁でした。ところが私達と出会う半年ほど前の冬の朝、起きた時に足がふらついて舌ももつれるのに気付きます。それでも約束していた建てかけの家の現場に向かった棟梁は、何度も通った現場への道を途中で迷い、様子がおかしいと連れて行かれた病院の受付で自分では受診の手続きができずに困惑してしまうといった状態であったため、ＣＴを撮ったところ、左後頭葉・側頭葉内側に脳梗塞の病巣が発見されました。

私達が診察した時にはもう発症後半年が経っていました。男性は大工の棟梁らしく若干愛想のない第一印象ではありましたが、昔かたぎの礼儀正しい方で世間話をしている間はこれといった違和感は感じられませんでした。知能検査では、WAIS[69]で言語性ＩＱは94あり言葉には不自由な感じはなく、棚を作ったり椅子の修理をしたりなどちょっとした大工仕事は間違いなくできるなど道具の使用にも目立った問題はありませんでした。それから、「扉を開ける時に使い、穴に入れて回すと扉が開く金属でできた道具は何か」といった謎々風の受け答えには即座に「鍵」と答えることができます。

この棟梁の問題は、目で見て物の名前を言うことにほとんど限定されていました。図形や物品を見せるとその模写は上手くできるのに、鋏、鍵、眼鏡、靴など日常的に使用される物品のほとんどを目で見て呼称することができませんでした。たとえば鋏なら鋏、フォークならフォークをスケッチして

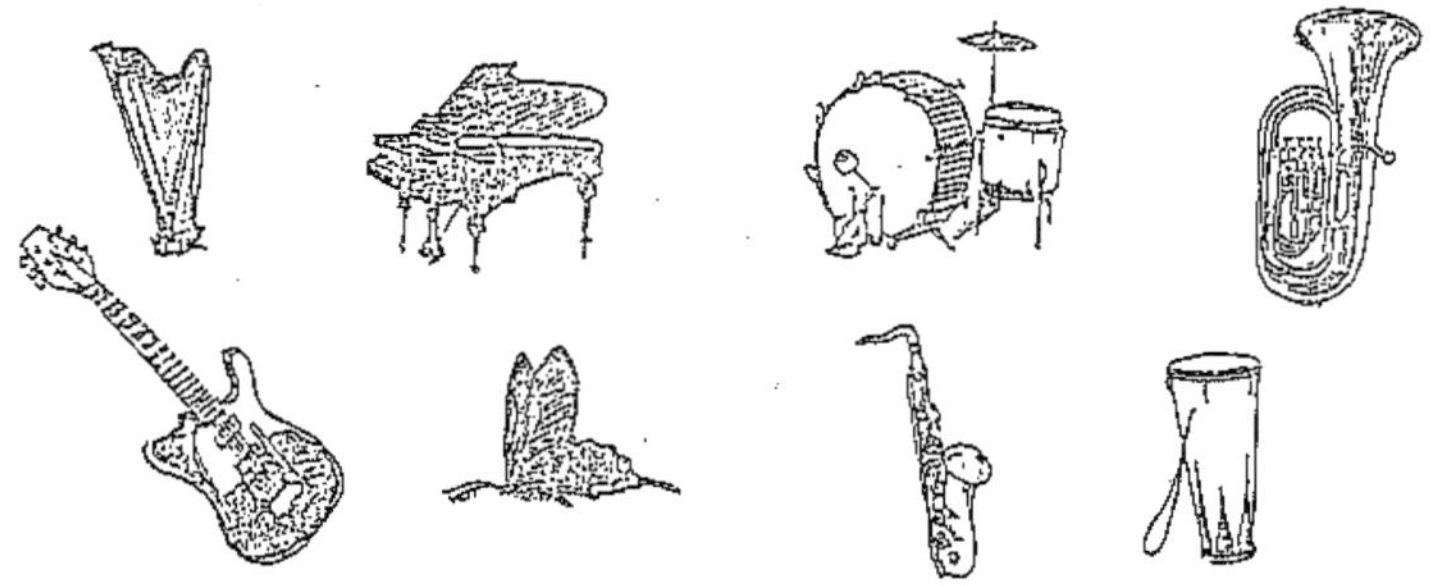

図－17　仲間はずれテスト

もらうとスケッチそのものは可能で、できた絵を見ると周りの人はそれが鋏だとかフォークだとかが分かるのに、スケッチした本人はそれが何かが分かりませんでした。対照的に、同じ物でも手で触れたり、たとえば鍵ならちょっとジャラジャラと、鋏ならちょっとパチパチと音をたてると即座にそれが何かを理解して呼称することができました。楽器の中に蝶の絵を混ぜて仲間はずれはどれかを選ぶ課題では（図－17）、出会った初期には正解を選べませんでしたが、次第にこうした仲間はずれテストはできるようになっていきました。

この時点で私達は次のような課題を棟梁にお願いしてみました。「注射器」「医者」「包丁」「まな板」「ボール」「野球選手」の六枚の絵を提示し、これを三つのグループに分けるようにという課題がそれです。この課題に対して棟梁はグループ分けには成功したにもかかわらず、一つ一つの図版を呼称する段になって、注射器を「子供」、医者を「ボール」と言い、他の四枚に関しては呼称も内容の叙述も行うことができませんでした。引き続いて、同じような課題をいくつか連続して行いましたが、呼称が成功した課題ではグループ分けはそれ以降、毎回安定して正解に到達したのに対して、呼称ができなかった課題においてはグループ分けの成否は不安定で、何度か繰り返すと前回出来ていたグループ分けが次回はできなくなったり、前回できなかったグループ分けが次にはできたりするのが観察されました。

呼称が可能であった物品に対しても、その対象がまさに間違いなくその対象であることについての独特の違和感がしばしば表現されました。たとえば、何の変哲もない一足の靴の絵を見て、棟梁は、「強いて言うならば靴ですが、田舎の靴で普通では使わない靴ですから、ちょっと靴というには無理がありますね」とコメントしていました。さらに尋ねられても、彼は、彼が「田舎の靴」と表現し、「普通の靴」とは違うと断定する呈示された靴と、彼にとっての本来の正しい靴とがどう違うのかはっきりと答えることはできず、また、彼が指摘した「靴というのはちょっと無理な田舎の靴」の特徴は「後ろに穴が開いていて、前には紐がついている」といった説明であって、何故その特徴を示す対象が「靴」と呼ばれてはならないのかを私達に納得させることはできませんでした。

(68)　兼本浩祐・濱中淑彦・大橋博司「連合型視覚失認を示した脳梗塞の一例」『神経心理学』2:144-151, 1986

(69)　ウェクスラー（Wechsler, David　一八九六―一九八一）が一九五五年に導入。ビネー（Binet, Alfred　一八五七―一九一一）・テストに代わるものとして世界中に普及。当初は言語性と動作性知能の区別があるだけであったが、二〇〇八年には記憶機能を含む一〇個の下位項目の測定が可能となり現在に至っている。

大工の棟梁のこの発言は、棟梁が知覚的に目の前の靴の形を把握しており、さらに言葉としてはこれに対して「クツ」という音を当てることができたにもかかわらず、つまり靴を靴と呼ぶために必要な認知と音素の生成のいずれの能力も損なわれておらず、おおよそのところこれが「靴のようなもの」であることは分かっていたにもかかわらず、目の前にある「靴のようなもの」を靴だと言い切ってしまうことへの強い躊躇《ため》い《ら》を表現しています。

連合型視覚失認(70)とは、典型例では目の前に提示された視覚対象のスケッチが可能なほど形態そのものは認識できているのに、それが何かを理解することができない状態のことをいいます。失認という状態は、「意味を奪われた知覚」《percept stripped of its meaning》とも呼ばれていて、見えているのに分からないという不思議な状態を指します。見えているというのは、老眼や近眼、あるいは白内障や視野欠損など、目が悪くなっていて単に見えないということとは違うということです。それから、認知症や意識障害といった原因で対象の概念そのものが全面的に失われている場合も失認とは呼びません。

この章で提示した事例では、何種類かの楽器の図版に蝶の図版を混ぜてそこから仲間でないもの(すなわち蝶の図版)を選び出すことに成功しながら、それぞれの図版を蝶とかピアノとかラッパとかいったように呼称することができませんでした。こうした事態を説明する仮説として最も良く知られている考えが、一世を風靡した**ノーマン・ゲシュヴィント**(71)の**離断仮説**(72)です。これは様々の脳の機能障害を、機能中枢と機能中枢の間の接続線維の断裂の結果として説明するもので、明快で分かりやすく、かつ、特に左右の大脳半球を接続する**脳梁線維**(73)の切断例に関しては、相当に複雑な症状を良く説明することができたために復権して広く受け入れられるようになりました。ここで紹介した視覚失認を例に取れば、まずは視覚対象はそれ自体として独立して後頭葉で認知され、この認知され終わった対象に対して優位半球のシルヴィウス溝周辺にある言語中枢がその対象に当てはまる名前を貼り付けるという考え方です。

しかし、この考え方に従うと、見た物が何であるのかという理解とそれに名前を付けることは別々の独立した作業だということになりますから、物に名前を付けられたかどうかで物の理解の質とか安定性が変わってしまった棟梁の例を上手く説明することができなくなってしまいます。ゲシュヴィントの離断仮説では、たとえば、林檎は名前を付けられる前から林檎だと見た時にはもう分かっていて、ただそれに対して、「リンゴ」という音を当てはめることができるかどうかだけが問題となっているからです。

(70)　視覚失認には、対象の形体把握そのものに問題がある知覚型視覚失認、提示した事例のように形体把握そのものには問題はないが意味が把握できなくなる連合型視覚失認、形体的な意味は視覚的に把握できるが、それに対する呼称ができなくなる視覚失語の三つの段階がある。視覚失語はゲシュヴィントの離断症候群で説明されることが多いが、本文で解説しているように必ずしもその解釈に賛同できないところがある。

(71)　Norman Geschwind（一九二六―八四）。アメリカの神経心理学者。高次大脳機能の説明について、脳解剖学が中心的な役割を果たさねばならないという考えから、リヒトハイムの図式に代表される古典的連合心理学説を現代的な形で復活させた。

(72) Disconnexion syndromes in animals and man (*Brain* 1965; 88: 237-294 and 585-644)

(73) Corpus callosum 左右の大脳半球を接続する白質線維。レノックス症候群などの転倒・受傷を伴うてんかんの場合にこの脳梁線維を切断することで発作波が全般化することを防ぎ、転倒・受傷を防止するための手術を行うことがある。

連合主義の記憶論の限界

この離断仮説のルーツは**連合主義**(74)と呼ばれる記憶論にあります。フロイトが師事したウィーン大学神経科部長、**マイネルト**(75)は、その記憶論を通して脳科学においてその後大きな影響力を振るうことになる連合主義心理学の源流の一つとなりました。フロイトはこのマイネルトの記憶論を激しく攻撃することになります。記憶の脱構築と再構築を繰り返すことをその営みの大きな柱とするフロイトが創始した精神分析は、マイネルト的な連合主義が正しいとすれば成立しないことになることを考えれば、それは当然ともいえます。マイネルトにとっての記憶を図書館に準《なぞら》えるとすれば、フロイトにとっての記憶はレストランの厨房に準えることができます。私達のこの記憶厨房説は、すでに触れた現代の意識論の大家、エーデルマンの意識・記憶論でもあります。

(74) 感覚を振動、観念を感覚が引き起こす微振動と考えるデイヴィド・ハートリー(David Hartley —

七〇五―五七）の考えは最初期の連合主義心理学を代表している。時間的に近接した感覚同士（たとえばスズメバチと痛み）が連合して、スズメバチを見ただけで痛みが引き起こされるようになるといったヘッブの学習則のような事柄がそこでは主張されていた。しかし、この考えは一九世紀になると感覚と観念をそれぞれ要素として捉え、こうした要素が様々に連合することで高次の精神機能が生まれるというジェイムズ・ミル（James Mill　一七七三―一八三六）を典型とするような心的機械論に変質した。マイネルトの考えはこの心的機械論に近い。

(75)　Meynert, Theodor Hermann（一八三三―九二）。フロイトを始め、ブロイアー、コルサコフ、ウェルニッケ、フォレルなど錚々たる神経学者を弟子として育てた。フロイトの男性ヒステリーの症例を認めず、フロイトはマイネルトに対して複雑な愛憎の感情を向けたが、最終的には和解したとも言われている。

マイネルトにとっての記憶のイメージは、素朴な私達の感覚と良くあっています。たとえばバラがあったとすると、このバラの心象が脳の中に貯蔵されていて、目の前のバラを見るとそれがキューになってこの脳の中に蓄えられているバラの心象を活性化し、それがバラだと私達は分かるというものです。さらにいえば、視覚的心象は視覚の貯蔵庫（後頭葉の鳥距溝周囲の一次視覚領域の近傍：巻末の付録表－１参照）に、触覚的心象は触覚の貯蔵庫（頭頂葉の中心溝に沿った一次感覚領野の近傍）に、ばらばらに格納され、私達はバラを見ると、その形や色をタグとして、脳の中のバラの貸し出しを受けるわけです。この考えではたとえば言葉はシルヴィウス溝周辺の言葉の収納庫に貯蔵されていますから、こうして活性化されたバラの視覚的心象に「バラ」という語を結び付けることで、これをバラと呼ぶことになります。つまりマイネルト的イメージでは、脳は様々のモダリティの記憶を整然と整理して格納してある図書館のようなものだということになります。

脳を記憶の図書館とし、だから記憶とはそこで保管されている記録なのだとするこの考えからは、実は様々の派生的な発想が生まれていきます。つまりは、記憶とはその場合、個物あるいは存在者、あるいはカントの多様な物でも何でもいいのですが、目の前にある様々のものを、視覚であれば写し取った写真、音であれば録音された音源のようなものとして保存したものだとイメージされることになります。言うまでもなくこの頭の中にある心象は、実物の写しなのですから、実物よりは完成度において劣ることになるはずです。記憶とは出来事の記録であり、従って過去の出来事の不完全なコピーであるというこうしたイメージは、二〇世紀の北米の脳科学者の間では広く流通し、主要なパラダイムとなっていたことは間違いありません。

フロイト、エーデルマンの連合主義への反問

この考えの根本的な問題は、記憶がどこにあるのかという問いに対する答えにあります。つまりこの考えでは記憶は、出来事の弱められたコピーとして脳の中にあることになります。つまり思い出すということは、沢山の文書が積み重ねられた図書館あるいは文書管理室から何らかのタグをたどって、目の前の個々の事物と結び合わす、つまりは連合させる作業であると定義されることになるでしょう。たとえば安室奈美恵のインタビューを見て、「あ、アムロちゃんだ」と認識する時に、私達は

私達の脳の中にあるアムロ心象とインタビューを受けている安室奈美恵を照合し、その照合がマッチすればテレビで語っている人をアムロちゃんだと思い、そうでなければアムロちゃんではないと判断するという理屈です。確かに、同じものが同じであり続ける私達の認知システムの圧倒的な圧力下では、こうした照合がいかにも本当であるとしか思えないのですが、本当にそうかということが、エーデルマンやフロイトが反問している論点なのです。

まずは第1章で話題にしたあなたが片思いしている彼女のことを考えてみましょう。朝あなたがおはようと言った時に、彼女は飛び切りの笑顔でおはようと言い返してくれました。彼女の顔はバラ色に輝いているようにあなたには思えました。ところが夕方にさようならをあなたが言った時に彼女は軽く会釈をしただけで、表情一つ変えなかったようにあなたには見えました。次も第1章で話題にしたMさんの例です。咳をこらえておそらく少し普段と違う表情になり、早めに面談を切り上げようとした私の心の動きをMさんは看取し、あなたは私の信じていた先生とは別の人になってしまったと私を激しくなじりました。

さらにカプグラ症候群あるいは替え玉妄想と呼ばれる症状のことをここで紹介しましょう。たとえば夕ご飯でナプキンを使った時の夫の口を拭う仕草がどう考えても、いつもの夫とは違う。そういえば、お風呂上がりにバスタオルをいつもは私に出してくれと言うのに昨晩は、自分で出して使い、洗濯籠に自分で入れていた。この人は夫とそっくりだが、表情や仕草から夫とは違う。間違いなく違う。誰かが夫に成りすまして私の隣にいるに違いない。カプグラ症候群というのはこうした確信のことをいいます。

最後に、動物園のライオンと飼育係の話です。ライオンの花子はアフリカで捕獲され、動物園に連れて来られ、飼育係のDさんは丹精込めて花子をかわいがっていました。花子もDさんには良く慣れて餌をもらうときには嬉しそうにおとなしく待っていました。ところが三年目の夏にいつものように餌をもらった花子は、たまたま背中を見せたDさんに襲い掛かりDさんは大けがをしてしまいます。

この四つの例は、同じ対象の同じであることが場面場面で次第に揺らぎ、その揺らぎが大きくなっていく順番に並べてあります。最初の例では、片思いの恋人は朝も夕方も同じ人であることは揺らいではいませんが、その位置づけはあなたの中では大きく違っています。次のMさんの例では、私はまだかろうじて私であることを保っていますが、別人のような扱いを受けました。カプグラ症候群の例では、夫はもはや夫ではありません。逆に見た目は似ているけれど、中身が違う、つまり質料は同じなのに形相が違うという事態がここでは起こっています。最後のライオンの例では、野生の花子にとって、対象・飼育係のDさんは、表面上はずっとDさんであったように見えてはいても、実際はそれは統計的なブレのあるその場その時の「一期一会」的な対象であった。つまりDさんは花子にとって同じ対象であったことは一度もなかったのではないかということが事故によってあらわになったというのが私達の考えです。

マイネルトの記憶理論で花子の振る舞いを説明するならば、花子は飼育係のDさんに好ましい心象は持っていたけれど、たとえば食欲とか他の本能がその心象の力に勝ってしまい、Dさんを襲ったという説明になりそうです。しかしそうでしょうか。もともと表象を形成する能力のある動物では、環境とシナプス連結のその時その場での偶発的な出会いによって、その都度新たに表象は形成されるのではないかというのがエーデルマンやフロイトの考えです。それは二五度の水温に慣れたゾウリムシが二〇度の環境に置かれた時の離脱行動のように、一定の方向への強い傾向性を示しはするものの、常に一期一会的で、何かの拍子に別の認知にいつでも変化するポテンシャルがあります。

　つまり花子の行為の背景に、食欲といった海馬・中脳系の価値中枢と飼育係のＤさんへの愛着という前頭前野系の**社会脳との葛藤**[76]もあったのかもしれませんが、それが実際に顕在化したのは本来野生が持っている偶発性抜きでは考えられないのではないか、そしてそれが濃淡は違えども、先ほど挙げた四つの事例が事例化する共通の背景を形作っているのではないか、そう私達は考えているのです。

(76)　海馬・中脳における報酬系がその場での快感を引き起こすのに対して、前頭前野をその構成メンバーに含む社会脳は長期的視野に立った利害損得で、報酬系を制御しているという考え。功利主義に基づく脳倫理学と呼ばれることもある。

　記憶図書館説では、記憶は保管されている本や書類に準えられました。これに対して厨房説では記憶は、注文を受けてから作られる料理に準えられます。たとえばオムライスの注文を受けると、厨房ではオムライスが作られ、実際にオムライスができて出てくるわけですが、オーダーが通る前にはオムライスはどこにもありません。つまり前もって厨房にあるオムライスを探して持ってくるのではなくて、そこに材料はあるけれど、注文されるまではオムライスはまだ存在していません。卵もご飯もケチャップも玉ねぎも鶏肉もそこには置いてあるのでしょうが、場合によってはチャーハンだって、天津飯だってそこからはつくれます。

また、たとえばライオンの花子の脳には、複数のシナプス連結があって、このシナプス連結の活性化は、その都度、飼育係のDさんに近い心象を、つまりはDさんのようなものを表象します。しかし、朝なのか夜なのか、空腹なのか満腹なのか、妊娠中なのかそうではないのか、そういったその場その時の状況によって、活性化されるシナプス連結は微妙に食い違い、花子にとって飼育係のDさんの表象は微妙にずれていくはずです。ですから、おおよそは、Dさんはライオンの花子にとって自分の家族のように表象されていても、確率的には何かの体内・体外環境とのケミストリーの具合によって、その微妙なずれがDさんを食物として表象することも当然ありうるということになります。

動物には多様な個物、多様な存在者しか存在せず、普遍はありません。普遍が揺らげば、世界は、妻を夫を恋人を母親を父親を、妻のようだけれどどこか妻とは違っていて、いつもの自分の妻とは思えないというカプグラ症候群の世界へと変貌させます。そういう意味で次章で取り上げる普遍論争は、私達の世界が世界として成り立つ条件、私が私であることの条件を問いかけている喫緊の問いだということになるでしょう。

第6章

普遍論争を再考する

——馬性は馬性以外の何ものでもない

類や種は実在するのか

西洋中世に普遍論争という論争があったのをご存知でしょうか。個物を超えて普遍というものがあるかどうかについての大体一一世紀から一六世紀頃までの何世紀にもわたる論争なのですが、ルネサンス期に当時の政治的な思惑もあり散々罵詈雑言を浴びせられ、重箱の隅を楊枝でつつく無意味な議論の代名詞のように長い間扱われてきました。しかし、私達にとっては非常に興味深い議論がそこでは行われています。というのも、同じものが同じであることをめぐる私達の問いは、普遍論争で論争されてきた事柄、つまりは個々の靴を私達はどうして過不足なく靴と呼ぶことができるのかを論及し尽くしたものであり、個々の靴が過不足なく靴と呼ばれることによって私達は何を得、何を失うのかについてこの本の中で考え続けている私達の議論を深めてくれると思われるからです。

山内志朗『普遍論争――近代の源流としての』(平凡社、二〇〇八)によれば、普遍論争は、紀元三世紀の新プラトン学派のポルフュリオスによる『アリストテレスのカテゴリー論への序論(正式には『手引き』《εἰσαγωγή》エイサゴーゲー)』における問いが長い潜伏期間を経てクローズ・アップされるという形をとって始まったのだそうです。「類や種(すなわち普遍)は実在するのか、それとも単に理解のうちに存在するのみなのか」というのが、その問いです。

まずは、普遍論争に大きな影響を与えた**イブン・スィーナー**[77]というイスラムの哲学者が、紀元一〇世紀頃に残した次の有名な言葉から考えてみたいと思います。

馬性は馬性以外のなにものでもない。というのも、馬性はそれ自体では一なるものでも多なるものでもなく、可感的な事物のうちに存在するものでも、精神のうちに存在するものでも、馬性の中に含まれていて、可能態であったり、現実態であったりするものでもない。ところで一性というのは馬性に付加される特性のことであり、馬性はこの特性によって一なるものとなる。同様に、馬性はこの一性以外にも自らに付与される他の特性を有している。故に、馬性とは複数のものに当てはまる定義において捉えられた場合には、共通なものであり、特性や指定された偶有性とともに捉えられている場合には個体である、故に馬性は馬性でしかない。

読んでくらくらされたに違いないと思うのですが（少なくとも私はくらくらしました）、具体的に考えてみたいと思います。「複数のものに当てはまる定義において捉えられた場合の共通なもの」というイブン・スィーナーの言葉が出発点となります。たとえば「椎名林檎は歌手である」「安室奈美恵は歌手である」「中島みゆきは歌手である」の「歌手」を例としてみましょう。椎名林檎と安室奈美恵と中島みゆきの共通点は何かと聞かれれば、私達の大部分は歌手と答えるでしょう。これが中世における普遍です。では、歌手一般というものを、つまり、中島みゆきでもなく、椎名林檎でもなく、安室奈美恵でもなく、誰でもない歌手、つまり歌手一般を私達は思い浮かべることができるでしょうか。

規範となるべき真の三角形

もう少し単純な、三角形の場合で考えてみましょう。数学の授業で三角形の内角の和が一八〇度になることを証明せよという問題の場合に、定規を使わずに描いた三角形は、大抵はそもそもちゃんとした直線になっていません。定規を使って描いたとしても、それはたとえば一つの角度は三〇度だったり、四五度だったり、描かれた図形は常に特定の個物であって、具体的な角度や辺の長さを持たない三角形を描くことはできません。つまり、証明をする際に私達はとりあえずこれはそうした具体的な角度は持たない一般的な三角形なのだと思いなし、本当は描かれた図形には角度もあれば辺の長さもある個物でしかないのにそれには目をつぶって、数学の証明を始めます。つまり馬の馬性（私達の場合は歌手の歌手性）の議論で問題になっているのは、辺の長さも角度もない三角形と同じ、誰でもない歌手、椎名林檎でも中島みゆきでも、誰でもない、男女すら分からず、歌手という以外何の特徴もない（つまり何の偶有性もない）歌手一般というものを、本当に私達は三角形の場合と同じように仮想できるのかということです。しかしそうなると、答案用紙に書いた三角形も、本当にそれを実際に紙に描かれた三角形の個物としての特徴に目をつぶって三角形というものの普遍的な代表と扱っていいのかどうかも何だか自信がなくなってきます。

しかし、カントは少なくとも答案用紙に描いたこの三角形は、何か真の三角形とでも呼ぶことができるものの似姿であって、規範となるべき真の三角形は存在するし、紙に描いた三角形はすべての三角形の代表と見なしうるということを何だか自信を持って彼の哲学のかなり出発点近くに置いていま

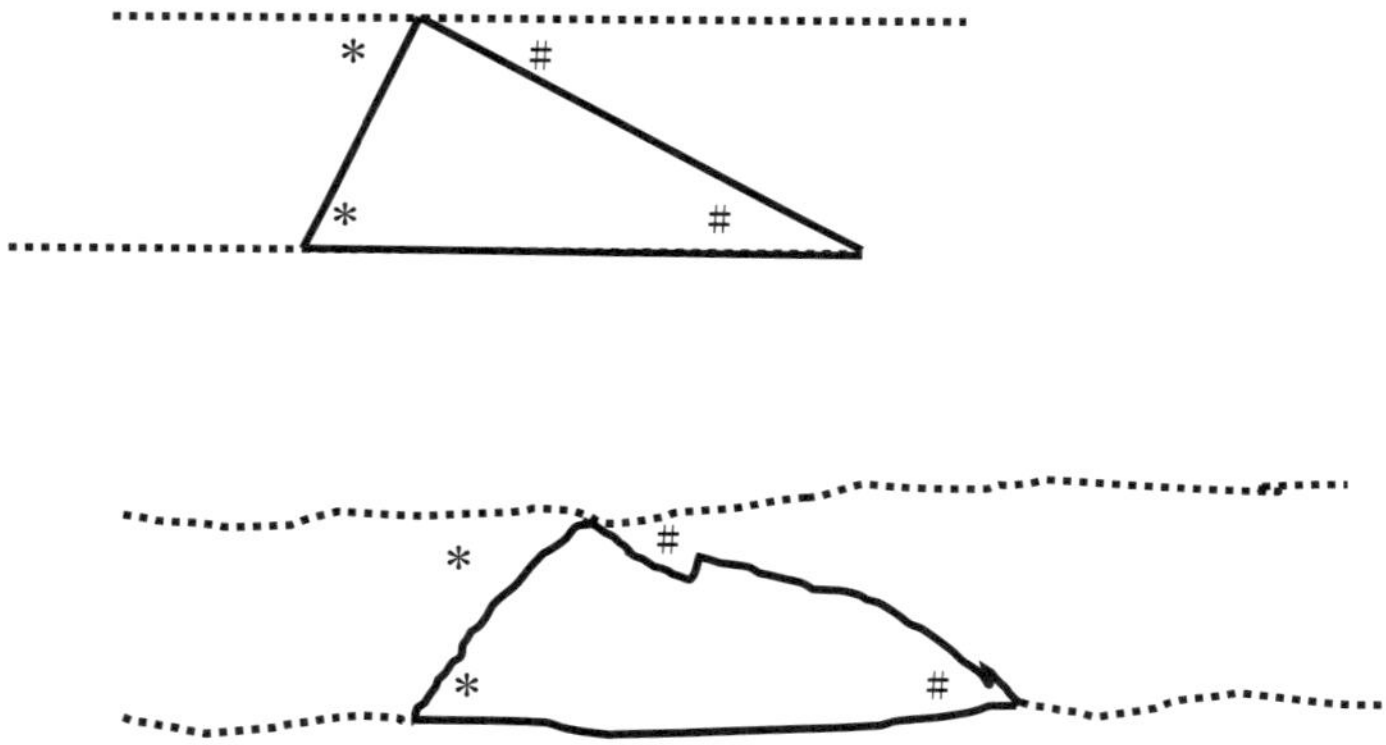

図－18

す。図－18の上の図のようにきちんと書くと、なるほど三角形の内角の和は一八〇度だと補助線を使って描いた図は随分役に立ちます。しかし、分度器で測ればこの図に角度があるのは間違いはなく、厳密には二つの点線で描いた補助線は完全な平行ではないでしょうから、0の何乗という細かさで計測できる分度器で測れば、おそらく*と#のそれぞれの角度は一致しないはずです。しかし、これは同じなんだと思ってしまえるように私達はできていて、さらに平行線とそれに交わる直線の間にできる錯角は同じ大きさであるという幾何学の基本的な決まりとこの図から推測される事態は見事に合致しますから、これを三角形の代表と考えてあれこれ操作することは幾何学において画期的な方法であることは間違いありません。

　しかし図－18の下の三角形はどうでしょうか。どっちみち精度という点ではたかが知れているわけですから、直線を曲がっていないと思いなし、二つの補助線を平行だと思いなせば、これでも証明はできるはずです。上と下の三角形の違いは単なる精度の差、量の差であって質の差ではないはずです。きちんと証明を書けば先生は下の三角形でもしぶしぶまるをつけてくれるかもしれませんが、もっと複雑な証明問題になった時には下の三角形の不正確さは多分多くの人には証明をするための手助けとしては致命的な弱点になるはずです。

先ほどのイブン・スィーナーの話に戻りましょう。つまりいくらがんばっても角度も辺の長さも決まらない三角形を描くのは無理ですから、三角形一般は可視化できない、つまり三角形の三角形性が「可感的ではない」のは明らかです。他方で具体的に描かれた図形を見た時には、それが円なのか、四角形なのか、三角形なのかを即座に私達は判断できます。そして、可視化できない心の中の本来の三角形と面前に存在する角度と辺の長さを持った個々の三角形を媒介するものとして、この辺の長さは仮、この辺の長さも仮、この角度の大きさも仮と念じながら、一つの三角形を面前に描き、どの三角形でもない三角形の代表を紙の上に現前させると、それは結果として大いに私達の理解を助けてくれます。

では、歌手の場合はどうでしょうか。具体的な安室奈美恵や椎名林檎を離れて、歌手一般というものの似姿をとりあえず現前させることはできるのでしょうか。三角形との大きな違いがここにはあります。三角形の場合は、三つの直線に囲まれた図形という定義は三角形の三角形性と過不足なく一致し、これ以外の特性を偶有性として捨象してしまうことができますが、歌手にとって何が偶有性かを定義することは実はできません。なぜなら、三角形の成り立ちがそもそも定義に由来しているのに対して、歌手の成り立ちは定義ではなく、何人もの歌手との出会いを繰り返すことによって獲得されたプロトタイプと不可分な形で結びついているからです。ですから図案化の過程で私達は三角形のようには仮と仮でない要素を明確には選別することができません。

つまり、どの特徴が歌手にとっては偶有性でどの特徴が本質なのかを選ぶことができないのです。さらに言えば生い立ちや自らが積み重ねてきた歌手体験によって、歌手の歌手性にとってどの特性が偶有的であるかの基準がたとえば私と娘では一致しない可能性もあります。個物としての三角形と規範的三角形の間に規範的三角形の仮の似姿を媒介させるのと同じ仕方で、安室奈美恵や中島みゆきと規範的な歌手の間を媒介できるような似姿を思い浮かべることはそう簡単なことではないことだけは明らかです。**トマス・アクィナス**(78)が「単独で考察された本性」と言ったり、**ドゥンス・スコトゥス**(79)が「単独で考察された何性」と言っている事柄はこうした事態を問題にしているのだと考えられます。

(77)　イブン・スィーナー。ibn Sīnā（九八〇―一〇三七。ラテン名 Avicenna＝アウィケンナ）イスラム世界を代表する知識人で、医学者にして哲学者。アリストテレスと新プラトン主義を結び付け、一二世紀以降のスコラ哲学に多大な影響を及ぼした。中世ヨーロッパは、まずはイブン・スィーナーを通してアリストテレスを知ることになる。

(78)　Thomas Aquinas（一二二五―七四）。シチリア王国出身、ドミニコ会士。『神学大全』で知られるスコラ学の代表的神学者。普遍論争の中では実在論の代表的論客の一人。

(79)　Johannes Duns Scotus（一二六六―一三〇八）。中世ヨーロッパの神学者・哲学者。トマス・アクィナス後のスコラ学の正統な継承者。アリストテレスに通じ、その思想の徹底的な緻密さから「精妙博士」(Doctor Subtilis)と呼ばれたフランシスコ会士。「存在の一義性」の概念でも有名。やはり実在論者の代表格とされることが多い。

個物と出会わなければ現勢化しない記憶

コア意識における表象の形成についての私達の考えから、この「単独で考察された本性」のことをもう一度考えてみましょう。私達にとっての歌手の処女体験が山口百恵だったとしましょう。そうなると流行歌を歌うのが歌手である、少なくともミリオンセラーがいくつかあるのが歌手である、紅白歌合戦に出るのが歌手である、自分で作詞作曲をするのではなくて他人に作ってもらった歌を歌うのが歌手である、ワン・ステージ一〇〇万円以上はもらうのが歌手であるなど様々の山口百恵の個人としての性質が歌手のプロトタイプを形作り、山口百恵を見るたびにこうした出来事に対して賦活されたシナプスが再賦活され、強化されることになります。

しかし、今度は、中島みゆき体験を私達がしたとします。この人も山口百恵と同じジャンルの人だと周りの人は考えているらしい。そうなると、山口百恵にも中島みゆきにも共通して賦活されるシナプスの範囲は当然より絞られるでしょう。そうして次々に私達は、椎名林檎に出会い、松田聖子に出会い、美空ひばりに出会い、出会えば出会うほど、賦活されるシナプスのメジアンのぶれは少なくなるに違いありません。もちろん新たな歌手との出会いで、私達は私達の歌手像(あるいは歌手性)のプロトタイプを常に変化させ続けますが、それでも一定数の歌手に出会った後では、そこには間違いなく一定の恒常性も生まれてくるはずです。ベルクソンの第一の記憶はおそらくこうしたものです。つまりここでの歌手性、あるいは歌手のプロトタイプは、ベルクソン的第一の記憶と密接に相関していることは間違いありません。前章で議論したフロイトやエーデルマンの記憶が脳の中にはないということの意味を、ベルクソンは潜在性という言葉で主題的に論じていますが、ベルクソン的記憶は脳の中には潜在的にしか存在しません。というのは、新たな対象が目の前に現れた時には、その時その場での体内・体外環境とのケミストリーにおいて、特定の脳内のシナプスが活性化されることで、歌手シナプス網は現勢化するものの、対象が目の前にない時には、他のシナプス連結と区別のつかない形で背景化してしまうからです。つまりはベルクソンの第一の記憶はそれとしては顕在的に確定されることは決してないといえます。

山口百恵と出会う場合も、椎名林檎と出会う場合も、かなり共通のシナプス連鎖が活性化されるものの、その都度、微妙に異なったシナプス連鎖が活性化されるはずで、つまり確固とした範囲の定まった記憶、書類のような形でそこにそのまま保管されている記録として、歌手の歌手性がそこにあるわけではありません。「馬性とは複数のものに当てはまる定義において捉えられた場合には、共通なものであり、特性や指定された偶有性とともに捉えられている場合には個体である」というイブン・スィーナーの言葉は、個物と出会わなければ現勢化しないベルクソンの記憶の性質と良く符合します。ポルフュリオスの問いへの答えは、この場合、とりあえずは、否、つまり種や類はそれ自体としては存在していないという結論になろうかと思われます。しかし、実はこれは言葉を持たない動物の場合の説明です。

複数の個物に共通する傾向性

少し戻りましょう。普遍論争の各論者の主張を極めて単純に分類する仕方として、

① 事物の前の普遍―プラトンを嚆矢とする実在論者（トマス・アクィナス、ドゥンス・スコトゥスなどもここに入れられます）

② 事物の中の普遍―アリストテレスに範を取る概念論者

③ 事物の後の普遍―**オッカム**[80]、ビュリダンなど唯名論者

という図式があるそうです。これは非常に分かりやすい図式で、たとえば歌手なら歌手、馬なら馬のイデア（本質、本性、馬の馬性）が、天上界なりどこかにあって、それを象《かたど》って様々の個物が後から作られた（事物の前の普遍）、個々の事物の中にはイデアが構成的に含まれていてそれを看取すればその個物の本質が理解できる（事物の中の普遍）、個物が先に存在し、名前はそこにそのようにある個物に対して後から付けられた（事物の後の普遍）というように普遍論争を理解しようというものです。

①と②は話としては分かりやすいのですが、イデア、エイドス（中世では**スペキエス**[81]）というのが

何か物のように個物から分離して存在しているというのが現代の私達には感情移入が難しく、このままでそのまま受け入れるのは難がありそうですし、そもそもプラトンもアリストテレスもこんなに単純なことを言っていたわけではなさそうです。普遍論争の中でも、③に対しては、名付けられるはずの対象側に分類のためのヒント（つまり共通性を示唆するイデアのようなもの）が何もない状況で、どうやって恣意的にならずに、一群の個物を同じ類や種に分類できるのかという反論がありました。少なくともオッカムは**自然的記号**[82]という形での概念を認める点ではこうした単純な唯名論ではなく、むしろ個物は個物としてすでにそこにあって、名前はそれにラベリングするだけだという非常に素朴な言語名称目録観が現実に主張されたのは、近年のゲシュヴィントの離断仮説が初めてなのかもしれません。

いずれにしても私達の**プロトタイプ論**[83]は、出来上がった状態では一定の共通のシナプス網の賦活を共有する個物のグループが言葉の媒介なしでも存在し（鳥類および哺乳類全般）、さらに一つのそうした個物に対するシナプス網がいったん賦活されるとそれと近縁の刺激対象に対してはより容易に賦活されやすくなること（**間接プライミング**[84]）を主張するものです。そういう意味では、複数の個物に共通する傾向性が、言葉とは独立にとりあえずは存在していると考える点で、個物におけるある種の自然的記号の存在を支持していることになります。

(80)　Ockham, William of（一二八〇頃―一三四九頃）。フランシスコ会会士、後期スコラ学を代表する神学者、哲学者。唯名論の代表的論客。

(81) ギリシア語のエイドス、即ち、種、形象に当たるラテン語。トマス・アクィナスが、知覚からどのようにして観念（あるいは普遍）が生ずるかを説明するために考案した用語。

(82) 赤ちょうちんを見るとお酒を連想するといった条件反射によって形成されたあるものと別のものとのつながり。ベルクソンの第一の記憶と関連する。

(83) アメリカの心理学者、エレノア・ロッシュ（Eleanor Rosch 一九三八— ）によって一九七〇年代に主張されたカテゴリー理論。人間のカテゴリーは必要十分条件によって辞書的に規定されるのではなく、典型例とそれからのずれによる辺縁例との関係で規定されると考える立場。

(84) 先行する刺激（プライマー）が、後の刺激に対する処理を促進ないしは抑制することをプライミング効果という。新しい英単語を覚えた時に、おめでとうをcongratulationsだと最初は四苦八苦して思い出して書いていても、何度も書いているうちにサッと書けるようになるのは直接プライミング。ムカデを部屋の中で見つけた後で、もしサソリが出てきたらムカデが出ずに最初からサソリが出てきたのと比べるとより素早くそれがサソリだと分かるというのが間接プライミング。

しかし、動物と違って、私達には言葉が私達が生まれる前から存在しています。そして私達が生まれ落ちた時には、個物は私達が今見ているような仕方では個物として存在していなかったはずです。つまり間違いなく、最初に、テレビでたとえば美空ひばりが歌っているのを私達が見た時に、誰かが「歌手としては美空ひばりが一番だ」とか「美空ひばりは今年の紅白に出るかね」とか言い、紅白に出ること＝歌手という図式の中で、あれは歌手というものだと名指していたのに違いないのです。こうして私達は延々と周りの人達との交わりの中で、歌手を名指し続け、たとえば「ピコ太郎って歌手って言えるの？」といったおしゃべりも加わり、死ぬまで歌手と歌手でないものを分別し続けていくことになります。

普遍がもし、ベルクソンの第一の記憶、つまりどこにも未だなく、個物が目の前に現れた時に現勢化され、現勢化された時にはもはや普遍ではなく個物の表象でしかないものとして語りつくされるのだとしたら、大工の棟梁が訴えた靴と靴のようなものの間の越えがたい裂け目は生まれようがないはずです。つまりベルクソンの第一の記憶は、その物質的な基盤としてはシナプスの異なった伝導性からなる網の目の総体であるとしても、それが現勢化されて表象になった時には、常にその場その時のこの物でしかなく、現勢化されていない場合には、正確にその範囲を指定することができず、おおよそそのあたりとしか言えないような、つまりどこにもそのものそれ自体としては存在しないような何かなのですから、それが再現できるのは常に靴のようなものであって靴そのものではありません。

天上ではないとしてもすでにイデアで充満したこの世界、むしろすべての個物がイデアに浸透されつくしたこの世界に私達は生まれます。しかし私達自身は見知らぬものに囲まれて生まれ、まずはベルクソンの第一の記憶を獲得していかなくてはなりません。しかも動物と違って、私達は、この第一の記憶を二回目以降の縮約でその都度括り直し、そこにいつも同じ靴、過不足なく名指される靴を生み出さなくてはならないという二重の課題を背負うことになります。

普遍に侵食されない個物はない

ちょっと章を巻き戻してみましょう。志向性についてです。現象学的な志向性において私達が出会う対象の性質とはどのようなものであったかをもう一度思い出してみたいと思います。そもそも普遍に侵食されてないような個物、個体というものはそこにはありませんでした。カントが定めた超越論的枠組みの掟によって、馬性に侵されていないような馬に出会うことは私達には基本的には許されておらず、つまり普遍から独立した馬なる個物はもはや馬としては認識できないのです。唯名論の主張は、個物から独立した共通本性、単独で考察されたものとしての共通本性《natura communis absolute considerate》なるものは存在しないという立場だったわけですが、逆に共通本性から独立した個物も通常ではありえないのです。そもそも表象をベルクソンの第二の縮約によってカテゴリー的直観の対象にすることが、私達が世界に参入するということ、つまりは現存在に、あるいは人になる条件を整えるということだったわけですから、馬がいなければ馬性はどこにもないのはそうなのだけれども、馬性がなければ馬ももはや馬ではないともいえます。

今、外は桜が満開です。出来上がった世界がここにあります。京都の丸山公園の夜桜は幽玄で艶めかしく、墨田川の桜はどこかすがすがしく、あるいは造幣局の桜も趣があり、しかし何と言っても帰宅途中にふと見上げた時にああこんなところに桜があったのだと急に気づいた時の私の住む藤が丘の桜に私は息をのみます。在原業平の歌「世の中にたえて桜のなかりせば　春の心はのどけからまし」を思い起こす人も多いでしょう。この場合、業平がそれに恋い焦がれて患うほどになってしまっている桜が差し示しているものは何でしょうか。そもそも業平が恋い焦がれているのは桜の桜性、つまり恋に恋している状態ではないか、つまり恋する相手がいなければ存在しないはずの普遍に恋い焦がれて思い煩っているのではないか。業平が恋い焦がれているものこそ、トマス・アクィナスやドゥンス・スコトゥスが、単独で考えられたものとしての共通本性という言葉で表現したものではないか。

たとえ重症の失語症になっても、私達は在原業平のようにそこにない桜のことを考えて思い煩うことができるのは間違いありません。音に出して言う言葉がなくなっても何か桜のイデアのようなものは私の中に残されていて、私がそれに恋い焦がれることは言葉を持っていた時と同じようにできるのです。しかし、もし私達が狼少年のように言葉のない世界に生まれていたとしたら、私達が存在しない桜に魅せられて春の夜に迷い出ることは決してない上に、私達の目の前に今ここに爛漫と咲いている桜ももはや何の感慨もおそらくは私達に引き起こさないでしょう。

不在のものを求めて恋い煩う在原業平的存在は、実は唯名論者にとっては大きな問題でした。イブン・スィーナーの「馬性は馬性以外のなにものでもない」という格率に戻りましょう。桜の桜性は、丸山公園の枝垂れ桜、墨田川の川沿いを埋め尽くす桜、そして帰宅途中にふと見上げた瞬間に目に入ったこの桜、その時その場でその桜やあの桜に出会った時にのみ明滅し、それを桜だと名指しはできるが、その桜が目の前にない時にはもうどこにもそれとしては存在しない、そういったベルクソン的に言えば個物と出会った時にのみ成立するS点に結晶する出来事だけを、唯名論者オッカムは特権化します。しかし私達は存在していない普遍としての桜に心を奪われます。西行法師の歌「ねがわくは花の下にて春死なむ　その如月の望月のころ」、つまりその思いは、死と引き換えにしてもと思うほどです。

「靴は履物である」の靴とは何か

オッカムの立ち位置はある意味鮮烈です。それは彼の言う直覚知（清水哲郎『オッカムの言語哲学』勁草書房、一九九〇による）への徹底したこだわりに依るものです。このこだわりは津田先生の精神病理学を私には連想させます。精神病理学の所見が、面前他者と自分とが出会った時に一種の同期が生ずることを前提としているとするなら、精神病理学的所見は「今、ここ」にしか厳密にはないわけで、「今、ここ」から離れれば離れるほど、精神病理学の素材としての鮮度は低くなり、あるいはしまいには何か個別的なもの同士が出会って生じたその場限りの事態であるはずの精神病理学的所見は、もはやそこへと参照することのできる所見とは言えなくなってしまう。「今、ここ」への原理主義的こだわりがオッカムと津田先生に通底しているように見えるのです。

オッカムの直覚知《notitia intuitiva》（今、ここで直接体験されている事柄）とは何か。今、ここにあるこのものをここで体験していることです。たとえば「山の向こうに海がある」という場合の海は、たとえそれが何度も通った道の向こう側のことであってもオッカムにとっては抽象知（今、ここで体験されている事柄以外のすべての事柄）ですし、「昨日、私はサーティワンでキャラメルリボンを食べた」も厳密には抽象知になります。こうした抽象知の出来事としての確かさの保証は、常にその時その場でしか成立しない直覚知に基礎づけられているかどうかに基づくと考えるわけです。動物の表象のことを考えてみましょう。そうするとそこではベルクソンの第一の記憶しか成立していないわけですから、表象の実体はその場その時にしか存在しません。極端に言えば動物においても成立しうる表象だけを実在の表象として認めることにオッカムの立ち位置は近いようにも思えます。

普遍論争の中では、いくつかの聞きなれない言葉が出てきます。その中で、代示《suppositio》という言葉があります。

たとえば今、あなたが行きつけのショット・バーにいたとしましょう。あなたはマッカランの水割りをもう七杯も飲み相当酔ってしまっていて、親切なマスターが「○○さん、もう今夜はこれでおひらきにしましょう」と言ってくれています。しかし会社で嫌なことがあったあなたはマスターに「もう一杯、もう一杯だけちょうだいよ」と絡んでくだをまいています。「杯」という言葉そのものが意味しているのは、飲みものを入れる容器のことです。しかし、この場合、この文脈で「杯」が実際に示しているものは、マッカランの水割りです。ある言葉が特定の文脈の中で実際に差し示している事柄、これを中世では代示という術語で呼んで、言葉の本来の意味である表示《significatio》と区別しました。この例の「杯」では、マッカランの水割りが代示され、液体を入れる容器が表示されていることになります。

さて、図－19を見てください。図の左端には、「靴は音節数が２である」という文章があります。この場合、「音節数が２である」という述語が実際に指し示しているのは、履物の靴のことではなく

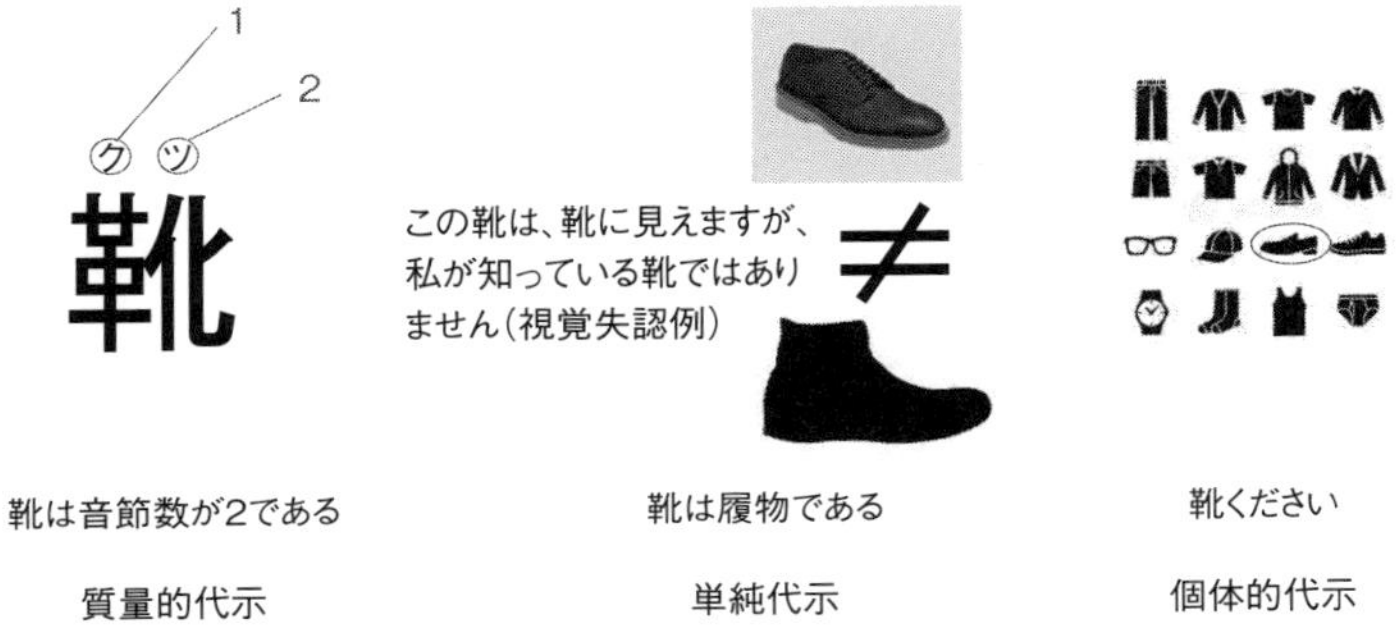
1
2
ク
ツ
靴
この靴は、靴に見えますが、
私が知っている靴ではあり
ません（視覚失認例）
≠
靴は音節数が2である
質量的代示
靴は履物である
単純代示
靴ください
個体的代示

図－19　代示の種類

て、靴という言葉の物理的な性質です。つまりここで指し示されているのは実際の靴ではなくて靴という言葉だということになります。こうした代示は、普遍論争の中では質料的代示と呼ばれています。今度は図の右端を見てください。紳士用品がたくさん置いてある売り場に行って、あなたが店員さんに「靴ください」と言ったとします。その場合には具体的なそこに置いてある特定の靴が指し示されています。こうした場合、これは個体的代示と呼ばれます。この二つは普遍論争の中でもほとんど論争の対象になりませんでした。問題は真ん中の「靴は履物である」です。この文の中の靴という言葉が実質的には何を指し示しているのか、これが中世では単純代示と呼ばれ、この靴が何を代示しているかが何世紀にもわたって論争の的となったのです。

この議論の眼目は、個々の靴とは引き離して一般的な靴というものを指し示すことができるのかということです。何故、こんなことが論争の的となるのか、一見、いかにも煩瑣でどうでも良さそうな議論のように見えますし、すでに触れたように実際ルネサンスではこの議論に対して中世の迷妄の象徴的愚行として非難を浴びせたわけです。しかし、もし靴が過不足なく靴か靴でないものへと分けることができない世界に自分が行ったら、世界の様相は一変することをこれまで私達はずっとこの本で議論してきました。前章でお示ししたように、視覚失認の場合、一時的にそうした世界が生じるわけですし、さらに視覚だけでなくモダリティを超えて靴が過不足なく靴であり続けることができない世界では、あなたもあなたであり続けることはできなくなり、あなたの家族もあなたの家族であり続けることはできなくなります。そうした替え玉妄想の世界も実際に存在しますから、この議論が実は人間という存在の成立にとっては死活的な重要性を持っていることを理解していただけるのではないかと思います。

「桜は日本人が一番愛する花です」という語句を例にとって考えてみましょう。この場合、とりあえず素朴に考えれば、この桜は墨田川の桜のことでも、丸山公園の枝垂れ桜のことでもなくて、桜一般のことを指しているように思えます。「桜は三音節です」（質料的代示）とか、小さな子に向かって「みいちゃん、桜、折っちゃだめよ」とか言っている場合（個体的代示）よりも、実際にははるかに多量のやり取りが普通名詞を普通名詞として使っているこうした単純代示と呼ばれる用法で行われているのは間違いありません。ではこの本来の意味での普通名詞としての桜の使用法における桜は具体的には何を指しているのでしょうか。ここで指し示すことが期待されている事柄が、桜の桜性なのだとしたら、本章でのイブン・スィーナーの議論のように、基本的に桜の桜性をあらゆる偶有性（たまたまそれに付随する性質）を取り去って取り出すのはなかなか厄介なことだという認識は、一三世紀以降の中世西欧では共有されていました。

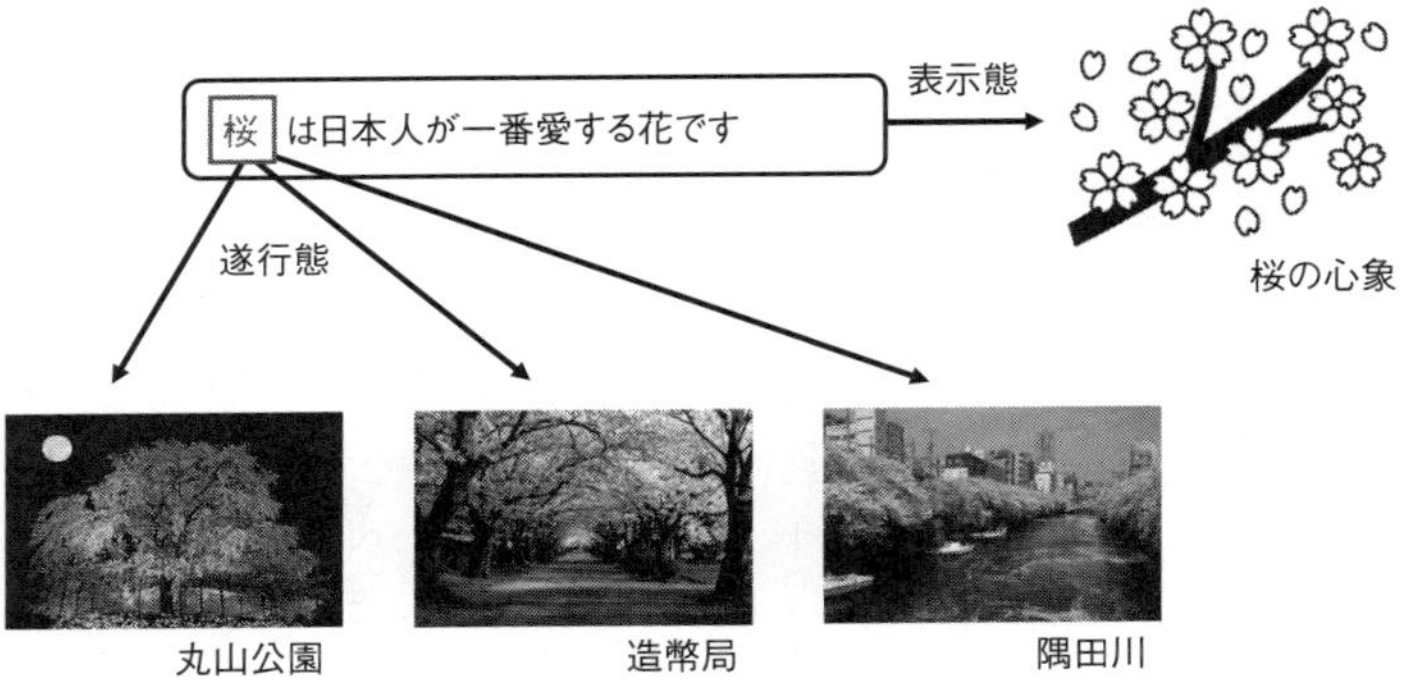

図－20　単純代示についてのオッカムの説明

個々の桜、丸山公園の枝垂れ桜、墨田川の桜、私の職場からの帰路に咲く藤が丘の桜、こうした個々の桜に完全には還元できない何らかの質が、桜の桜性にはあるのかどうか、それがここでは問われていると総括できるでしょう。オッカムであれば、個々の桜は、元来の桜性に加えてさらに枝垂れているとか、川の畔にあるとか様々の偶有性が付け加わり、素の桜性より豊かになった存在なのだから、桜性の方に個々の桜にはない性質が加わっていると考えることは矛盾ではないかといった論旨を展開するでしょう。しかし他方で、中世の普遍論争の原典の一つとなったイブン・スィーナーの「一性というのは馬性に付加される特性のことであり、馬性はこの特性によって一なるものとなる」とはどんなことを言っているのでしょうか。私達は大工の棟梁に、様々の靴のようなものが靴になるためには、このイブン・スィーナーが言う一性が付加されなければ難しいことを教えてもらいました。つまりここでは私達はオッカムとは反対の立場をとることになります。ですからオッカムの議論をもう少し跡付けてみましょ

	桜は日本人が一番愛する花です	真	
個別の存在者	私の庭の桜が日本人が一番愛している花である	偽	京都の丸山公園の桜はもっと愛されているだろう
心の観念	私の庭にある桜心象は日本で一番愛されている花である	偽	私の心の中にある桜心象はそもそも他の人には分からないし、日本人が愛しているのは、咲き誇っているそこにある桜であって、私の心の中の桜心象ではない

単純代示で主語となるものは、存在者ではないし、心の観念でもない

図－21

う。

「桜は日本人が一番愛する花です」という語句においてこの桜が何を代示しているのかについてのオッカムの説明は難解です。図‐20のように表示態と遂行態を分けるという説明がそこではなされ、語句全体としてはこれは概念であって、自然的記号としての桜を意味し（表示態）、この中の桜だけを取り上げた場合にはこれはあくまでも個々の桜を一つ一つ指している（遂行態）という説明が解説書などでは良く見受けられます。この説明に対しての反論は、桜を概念だと考えても、個々のどれかの桜だと考えても理屈が通らないというものです（図‐21）。

たとえばこれが個別の存在者だと考えた場合、私は私の庭の桜が一番好きかもしれないですが、「私の庭の桜が日本人が一番愛している桜だ」とこれを個体表示だと受け取って言ってしまうと反対する人は沢山いるでしょう。しかし、これが心の中にある概念だと文字通り受け取った場合、私の心の中にある桜の心象は私にも見ることができないのに、他の人

(他の日本人)が見ることは決してできないわけですから、それをみんなが愛しているというのは無理ではないかというのがオッカムへの反論になります。しかし、たとえば私が西行法師で、西行法師の心の中にあった桜こそ日本人が愛してやまない花なのだというならばそれはそれで何だか説得力がありそうにも思えます。しかし、その場合、私達が取り扱っているのは「みいちゃん、桜折らないで」という時の実際の個々の桜からは、かなり離れた桜現象とでもいうべき別の事柄であるような気もします。

存在しないものへの直覚知

ベルクソンの円錐と身体の外と内の環境との出会いが今ここで析出させる表象だけを直覚知として、それだけを頼りに世界を構成しなおす思考実験をしたらどうなるのか、オッカムの考えをそういう見方でもう一度眺めてみたいと思います。もう一度復習しましょう。オッカムの言う自然的記号がベルクソン的な「一期一会」的表象のことだとすると、この自然的記号の性質を保ったまま、他者との規約によって共有されている言葉が、今、ここにある事態を指差すこと、これがオッカムの直覚知です。そうなるとまずは代示作用ではなくて表示作用に依っているようなあらゆること、つまりこのもの性に欠けるすべての事態が抽象知としてその根拠となる直覚知による裏付けを求められることになります。すでに紹介した「山の向こうに海がある」「私は昨日キャラメルリボンを食べた」などに加えて、「世の中にたえて桜のなかりせば」の中の「桜がない」という非在の現前の問題がオッカムには問われることになります。実在論者のように、桜の桜性を担保するスペキエスといった共通性質が、単独で個々の桜を離れて考えられるのであれば、個々の桜がない時でも桜性は残るのですから問題はないのですが、オッカム的には個々の桜が今、ここにある時にしか桜性はないわけですから、個々の桜が今、ない時に桜を表示するものが残ってしまうと困るわけです。ここでオッカムは思いもつかない提案をします。「存在しないものへの直覚知」《notitia intuitiva de re non existente》と呼ばれる存在の提案です。

オッカムの発想の源泉は私達にはちょっと感情移入が難しい神の遍在という発想から出発していま す。つまり神は天地創造の時にもその現場にいて、まだ万物が創造されていない何もない時にもまだないものへの直覚知を持っていたとするもので、理解しがたいところがあります。しかし動物の表象のことを考えてみると、否認あるいは非在というものが、非常に想像しにくいことが理解できます。桜がないためには、桜があることが必要なわけですが、この時の桜があるとはカント的な実在であるだけでは不十分で実体でなくてはならないのです。時間間隔をおいて同じものが同じものとして反復する実体が成立していなければ、あるものがないということはありえないからです。今日の私と明日の私が同じものの反復だと保証されているからこそ、今日の私が犯した罪によって明日の私は罰せられるのですから、これは世界を担保する極めて基本的な前提であることは間違いありません。つまりこのもの性へのこだわりを極限まで突き詰めると、神を持ち出さなければ問題が解決しないほど、「桜がない」という事態は想定しづらくなってしまうことを、オッカムは私達に例示してくれているのです。

言葉がなければ非在はない

しかし本当にオッカムのこの「存在しないものへの直覚知」という提案は見た目ほど荒唐無稽なことなのでしょうか。私達が生まれ落ちた時、私達の周りにはまだ個物はありません。第一まだ言葉に先立つ「〜のようなもの」さえきちんとは形成されていないでしょう。そして言葉に先立って、様々の「〜のようなもの」がプロトタイプとして私達の中に明滅し始めます。でもその時にはまだ時を隔てて同じものが同じであるカント的な実体、つまりは通常の意味での個物あるいは存在者は存在していません。先ほど触れたように、時を隔てて同じものが同じであることが担保されない以上、それがないということも成立しません。つまり、言葉がなければ非在というものはないのです。存在しないものへの直覚知は、神でなければ不可能だと喝破したオッカムの卓越性が際立ちます。

言葉のない子供は、ですから乳房の不在を「おっぱいがない」ではなく、**メラニー・クライン**(85)の「悪いおっぱい」として表象するしかないのです。自分の体が告げ知らせる空腹、抱き上げられていない不安定さ、こうした感覚が繰り返され総合されて、一つのシナプス網が形成されます。そしてこの感覚が反復されるごとに、毎回少しずつ違いはするが互いに似ている表象が結晶します。これが「悪いおっぱい」です。「悪いおっぱい」は私達の知っている「おっぱい」とはまったく別のものです。「良いおっぱい」はおそらくはその後、ベルクソンの第二の縮約によってオッカム的に言うならば乳房の自然的な記号の原基となり、私達の知る「おっぱい」へと連なっていきます。しかし、「悪いおっぱい」は決して「おっぱいがない」と見比べることができるような同じ水準にあるものではありませんから、私達が「おっぱい」という名前を獲得した時に、私達の世界にその居場所はなくなるはずです。

「悪いおっぱい」はオッカムの自然的記号の例としてはなかなか良いのではないかと思うのですが、では西行の、あるいは在原業平の桜との関係はどうなっているのでしょうか。オッカムにとって図－20の桜の心象は、桜の表示作用の効果だと主張されるわけですが、ではこの場合、直覚知の対象としての（遂行態としての）桜はこの語句においてどのように関わってくるのでしょうか。ここには兌換紙幣と不換紙幣の関係があります。直覚知とは、兌換紙幣における本位通貨の金のような存在です。この金と交換可能かどうかが流通している貨幣の真贋を決定します。ですから、「ない桜」が真であるためには、「ない桜」は存在の不在としてではなく、「ない桜」という、神によって直覚知された存在である必要がどうしてもあるのです。

トマス・アクィナスやドゥンス・スコトゥスの場合には、言葉がもし最初の言葉、世界を世界として成立させた時の言葉の起源と連なっているのならば、言葉は何かと交換可能かどうかによってその真贋を吟味される必要がありません。そういう意味でそれはそれ自体として通用する不換紙幣なのですが、現実には流通するや否やそれは最初の言葉の起源から断たれ、偽札への変質を開始することになります。異言の祈りは流通を断ち切ることで、言葉の初めを取り戻そうとする果敢な試みとなるのですが、言うまでもなくそれは世界からの脱落の際に立つ際どい行為ともなるのです。

(85) Melanie Klein（一八八二―一九六〇）オーストリアのウィーン出身の女性精神分析家。児童分析家。対象関係論の創始者の一人。フロイトの娘、アンナ・フロイトとの論争は有名。

第7章 行為としての臨床哲学

職人の一家言、ドゥルーズの内在平面

もう四〇年以上前の記憶ですから、大変に漠然としていて詳細はまったくあやふやなのですが、高校英語の参考書に床屋さんの一家言が載っていて、「五〇年も顔を剃り続けていれば分かることがあるものだ」といった文章が例文として挙げられていました。何で顔を剃り続けると人生が分かるんだと腑に落ちず、いぶかしく思ったのを覚えています。

野球選手でもいいですし、あるいはてんかん専門医の側頭葉てんかんの診断でも良いのですが、ある特定の行為を職業的に繰り返し、技を磨き続けると、そこに一種の拠って立つ原則が生まれてくるという印象は誰しも持つのではないでしょうか。たとえば参考書の床屋さんを例に取って考えてみたいと思います。床屋さんの髭剃りの場合、その拠って立つ原則というのは、様々の顔とそこに生えている髭があって、剃刀といった道具があり、それを剃るという技術があって、ここで何とかうまく剃ることを工夫しながら剃り続けることで、顔を剃ることについての原理原則が生まれてくる、おおざっぱに言うとそんなことです。こうした場合、当然その原理原則は言語化される必要はないわけですが、言語化されることで、この原理原則と現場での行為の間には往復運動が生まれ、さらに部分的な伝達可能性と恒常性が副産物として生まれることになります。しかし、たとえその職人さんの実感に即したほど良い言葉が見つけられたとしても、言語化された途端、言語化されたキャッチフレーズはもともとの原理原則とは切り離されてそれ独自の運動を始め、体感された原理原則とはすれ違い始め、もともとの原理原則を場合によっては何らかの形で覆い隠してしまうことさえあります。それを

言語化した当人にとってさえそうなのですから、当然、伝達はある種のヒントのような形でしか可能ではなく、免許皆伝の印章をもらう何々流の弟子のように、奥義書の奥義はその都度自分で見つけなければならないといった性質を持つことになります。

プロの床屋さんの一家言に話を戻しましょう。この一家言はちょっと漠然としすぎていますが、一家言が可能な限り自身の顔剃り実践の奥義を一言で言い表そうとしたものであったとしましょう。そうするとそうした一家言には、剃刀という道具についての蘊蓄や、様々の顔の凹凸の具合による剃りにくさ、剃りやすさの分類、髭や産毛の性質の違い、さらにその髭や産毛の持ち主である客の緊張の度合いなど、きちんと記述されればノワーキュロロジー（剃刀学）といってもいいような知識の体系が背後に形成されています。そしてこの剃刀学は、成文化されたマニュアルのような硬直化した手順ではなく、新たなお客（新しい髭あるいは新しい産毛）がやってきた時に、その髭あるいは産毛に剃刀で介入する際の「一期一会」的な出会いによって、常に微妙に自らを変化させていきます。つまり、髭を剃っている時にだけ現勢化する体系がそこには存在し、よりよく髭を剃るにはどうすれば良いかを考え続けて現場とイデアの間を往復する往復運動を永遠に続けている間しか実際には生きてそこで存在しているものにはならないそうした体系があるのではないか、この体系を自らのうちに構築している人がプロの職人、現役のプロの職人と呼ばれる存在のような気がします。

ドゥルーズが前哲学あるいは**内在平面**[86]と呼んだ哲学が生まれる準備状態は、こうしたことを指していると考えてみたいと思います。図－22は図－16を再提示したものですが、ドゥルーズとガタリが

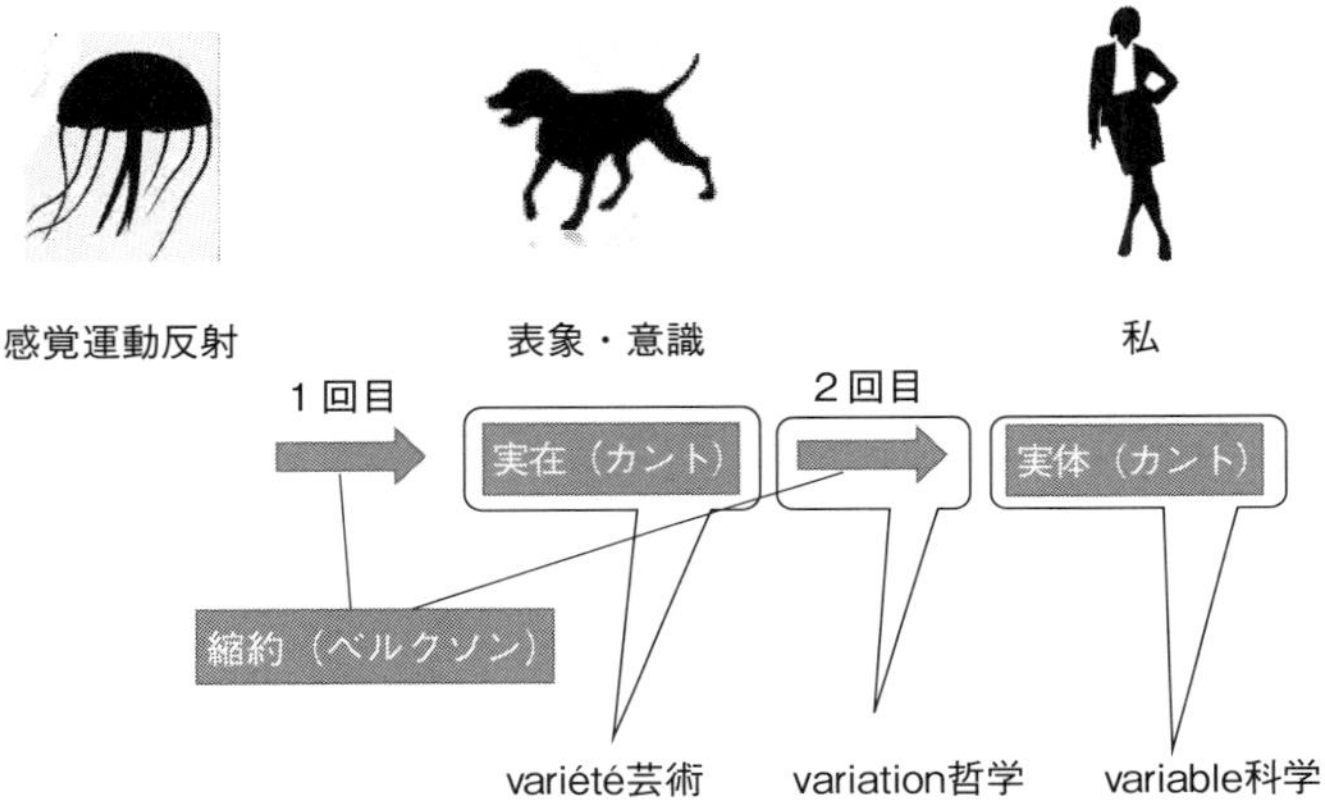

図－22

『哲学とは何か』の中で、芸術、哲学、科学が扱う領域として提示したものを略図的に書き込んだものです。これらはすべてカント的に表現するなら多様なもの《Das Mannigfaltige》をめぐる異なった位置取りと考えることもできます。

多様なものは、カント的には実在ですが、この図では表象に当たります。ドゥルーズとガタリは、芸術が扱う領域を variété、哲学が扱う事柄を variation、科学が扱う対象を variable と表現していますが、これらはすべて「変化する、多様である」ことを意味する varier の派生語です。これは英語でも vary にあたります。variété も variation も訳してしまうと多様性といった訳語になってしまいますが、variété が状態を表すのに対して、variation は動詞の名詞形であり、一つの動作を表現していると考えると分かりやすいように思います。

つまり芸術は、「一期一会」的なカント的実在の瞬間を観照してつかみ取り、本来は一瞬一瞬で消え去るはずのものをモニュメントとして残すことであるのに対して、哲学は多様なもの（つまり実在）からカント的実体を取り出す行為であるというのが『哲学とは何か』でのドゥルーズとガタリの説明です。これに対して科学は変数 variable を扱う、つまりカント的実体がすでに担保されていることが前提となります。これは多くの場合、数えられること、つまり「一期一会」的な一回性の対象ではなく、同じものが同じであることが担保されている対象が確保されていることに相当すると考えられますが、特定の観測地点から見た場合に、カント的実在が存在しているということだけが条件だと考えれば、もう少し広い意味が出てくるといった趣旨の注釈がつけられています。

(86)　内在《immanence》とは、超越《transcendence》に抗してドゥルーズによって提唱された概念。今、ここでこうして生きている私達のあり方、つまり世間の一員としての「現存在」であることから出立して、彼岸にある本質、すなわち「存在」へと向かおうとするハイデッガー的な英雄主義へのアンチ・テーゼと考えると分かりやすい。プラトンのイデア論を、天上のイデアが本物で、イデアの仮象である現世の様々の事物はその出来の良いあるいは出来の悪い写しであって、どの程度本物のイデアを分有しているか否かでその事物の価値が決まるといった考えであると捉えると、ひいてはこれはイデア論へのアンチ・テーゼともなる。言葉や概念を生み出す原基が内在平面であるが、内在平面は言葉や概念を生み出すものの、言葉や概念と内在平面との関係は言葉や概念が生み出された瞬間からそれぞれがそれぞれに密接に絡み合いながら別の運動をするようになるような間柄であって、内在平面と概念や言葉は上部構造・下部構造という垂直な階層構造をとらない。そのため言葉や概念は一続きの内在平面上にある襞と呼ばれることもある。さらに言えば多くの場合、内在平面は言葉や概念をその表面に含まず明示的には表面化しない（つまり開口部を持たない）ことも多く、私達の行動を規定しながらも、必ずしも意識化されているとは限らない。これが平面と呼ばれるのは、言葉や概念などと同じように、複数の要素から構成されながら、基本的にはどの一つの要素もそれ自体としては偶有的な多面体であって、いくつかの要素でそれを代表させ、定義してしまうことができるような特権的な要素はそこにはないという特徴を持つからである。

多様なものを一つの対象に仕上げる跳躍

近頃、精神科の業界で大流行しているのは操作的診断という手法です。どのような手法であるかといえば、いくつかのその疾患の特徴がマニュアルとして挙げられていて、それをチェックし、チェックに何項目か以上の○が付けば、その疾患だと判断するものです。できるだけ抽象的な表現を避け、誰が見ても共通してその有無が判断できるような項目立てが好まれます。これが成功すると医療の産業革命が可能になります。育成に何年もの手間暇がかかり単価の高い職人（医師）から、一～二回の講習ですぐに使える大量生産のライン従事者へと医療の主体を切り替える産業革命です。操作的診断基準がどのようなものか、その極めて有用なその例として糖尿病の操作的基準をお示ししたいと思います。

表－1に糖尿病の診断基準を挙げてあります。表の基準に加えて、口喝、多飲、多尿、体重減少といった糖尿病の典型的な症状あるいは糖尿病性網膜症がある場合は、表の①から④の項目の内いずれかが一回でも陽性になれば糖尿病と診断することができます。他方で空腹時血糖が110～126mg/dlであれば境界型、100〜109mg/dlは正常高値と呼ばれて注意が喚起されていますから、少なくともII型糖尿病(87)においては、糖尿病と非糖尿病の間に質的な断裂があるわけではなく、両者は連続的に移行していることが分かります。こうした診断基準で診断を行い、予後調査を行うことで、この数値はさらに洗練され、どの数値を目指せばよいのかの見通しを私達に与えてくれます。おそらく何百万人もの人がこの基準によって腎機能障害や網膜の障害を起こさずに救われていることは想像に難くありません。医療を生産物とみなした場合に、その平均的な質の向上と価格の低廉化のために操作的診断が高い有用性を示すことは実証されており、これを用いる圧力が強く働くことは当然の成り行きといえます。

(87)　I型糖尿病は膵臓のインスリン産生細胞が壊れてしまうためインスリンを補わないと死亡してしまうのに対して、II型糖尿病は遺伝的に糖尿病のリスクがある人が肥満や運動不足のためにインスリンへの反応が悪くなったり分泌のタイミングがズレたりすることで発症。自覚症状がなく、網膜症や腎障害が出現して初めて事例化する。

ここで一つの思考実験をしてみたいと思います。診断というのも命名の一つなのですから、この操作的診断という手法を一般的なものの命名、たとえばそこで動いている物体が犬かどうかを判断するための鑑別診断として同じように用いたらどうなるでしょうか。「そこで動いているものが、犬か犬でないかなんて誰でも分かるだろう、馬鹿にするな」という声も聞こえそうですが、とりあえず我慢していただき、表-2のような三つの基準を決めてみました。「四つ足で歩く」「毛が生えている」

① 空腹時血糖が126mg/dlを超える
② 75gOGTT負荷試験の2時間値が200mg/dlを超える
③ HbA1cの値が6.5%以上
④ 随時血糖値が200mg/dl以上

①ないしは②が2回連続して陽性であれば糖尿病と診断できる
③と④は①と②のいずれかとの組み合わせでのみ糖尿病と診断ができる

表－1　糖尿病の診断基準

① 四つ足で歩く
② 毛が生えている
③ ワンワンと吠える

表－2　犬の鑑別診断

「ワンワンと吠える」です。そうすると中に機械が入っていてワンワン吠えながら四つ足で歩くヌイグルミは完全にこの定義に当てはまってしまいます。そこで、動物だという項目を当然定義に入れるべきだとおっしゃる方はいらっしゃるでしょう。では動物とは何でしょうか。これは犬よりもはるかに難しい定義を必要としそうです。しかしそこに目をつぶり百歩譲って動物だということが前提されているとしましょう。では足を怪我でなくした三本足の犬はもう犬ではないのでしょうか。猫は確かにワンワンと吠えないでしょうし、うさぎはそもそも吠えませんから他の動物との識別という点ではかなりいけそうですが、ほとんど吠えない犬もいます。この定義で確定診断をするためには、その犬が吠えるのを待つしかありません。吠えるまでは特定不能の動物というカテゴリーに入れられることになるか、probable dog ということになるでしょう。つまりいくらがんばって定義を増やしても過不足なく犬を犬だと診断できる操作的基準をつくるには大きな困難に逢着します。

犬の診断基準と糖尿病の診断基準には大きな違いが二つあります。糖尿病が数値によって定義されていること、さらに糖尿病と糖尿病でない状態の間には移行関係があり、どこからが糖尿病でどこからがそうでないのかの線引きは恣意的だということです。そして数値によって定義できるということと、線引きが恣意的であるということは表裏の関係にあります。数値で定義できない犬に関しては、犬と犬でないものの間にこうした類の移行関係や曖昧さが生ずるのはＳＦ的な例外状況を想像しない限り無理があります。つまり糖尿病のように数字に置き換えることができる変数として扱えるものは、操作的基準で定義することができるが、犬のような概念はたくさんの犬体験をして犬のプロトタイプを自分の中に蓄積していくしかそれをそれとして獲得する手段はなく、従ってそれぞれがそれぞれに特異な自分だけのオーダーメイドの犬のプロトタイプを犬達の中からすくい上げるしか犬が犬だと分かる方法はないのだといえます。ドゥルーズ的に表現するならば、糖尿病の診断が科学的行為なのだとすれば、犬を犬だと呼ぶ行為は哲学的行為だということになるでしょう。

それでは側頭葉てんかんの診断はどうでしょうか。てんかんの中で側頭葉から発作が開始するものを側頭葉てんかんといいます。同じ医学の診断なのですから、あまり考えずに答えてしまうと、糖尿病と同じように科学的行為だと考えるのがごく普通の発想でしょう。発作性恐怖という脳の内側にある扁桃核という場所（海馬の前方にあり、海馬とともに発達的に比較的古い大脳辺縁系に属する）に由来する症状があって、これも側頭葉てんかんの一つの症状なのですが、側頭葉てんかんを全体として取り上げるのはちょっと大規模すぎて大変なので、この発作性恐怖にフォーカスを絞ってその診断について考えてみたいと思います。発作性恐怖と診断できた若い女性の自分自身の体験についてのメモ書きの一部を紹介します。

どんな不安か……自分が今から受ける試験が不安とか、人に嫌われないかとか、何か明確な理由はない。特に何も理由がないのに普通の生活をしていて急に湧き上がってくる正体の分からないとにかく訳のわからない謎の不安。説明ができないような変な感じとしか言えない。ものすごく怖くて、胸やお腹のあたりが痛くなる。身体を強く押さえつけないとガマンができない時もある。

何でもかんでも、というか存在するものならすべてを認識するだけで怖くなりそう。街並み（遠くだけでなく近くでも）、ツタヤの店内、紙に印刷されている文字、夜の家の庭、自分の顔、マンガ、スーパーの商品、テレビ……。

きっかけは特になく何をしていてもくるし、何もしていなくてもくる。ただ単に怖いだけでなく、すごく気持ち悪くて体全体で拒否している。とにかく嫌で嫌でしょうがない。本当に何でもない瞬間に理由もなく突然くる。理由がさっぱりわからない。どちらかというと家にいる時など普段なら安心できそうな、「なぜ今！」という瞬間に不安になることが多い。訳のわからない変な感覚としか言えない。とにかく説明しづらいおかしな怖い感覚。一日中不安な気持ちが続いてしんどい。

この女性は来院された時には、一日中不安感でどうしようもなく、ともかくこの症状を一刻も早く何とかして欲しいと訴えていらっしゃいました。薬を最初に出す時には副作用が出るかもしれないから、最初の一週間は有効量以下で処方しなくてはいけないと言うと、とても一週間も待てないとかなり抵抗されたほどです。しかし、ラコサミドという焦点性てんかんに効く薬剤を投薬したところ、投薬後症状はすぐに軽減し、投与前は一日中絶え間なく不安であったのが、不安感は数分持続して終了する初発当時の形にまずは収束し、さらに四週間後には不安はほとんど起きなくなりました。

「一日中不安な気持ちが続いてしんどい」という訴えは、たとえば生活上のストレスに対する反応やパニック発作を何度も起こしていてそれが高じて一日中不安でどうしようもない状態になったりする時などと言葉の表現の上では同じになってしまいます。パニック発作というのは、特定の状況（電車でトイレに行きたくなったらどうしようなど）に対する心配へのこだわりから、恐怖感で発汗、過呼吸、心拍亢進などの自律神経症状を伴って、死ぬのではないかという激しい恐怖感が起こり、もう一度あの状態になったらどうしよう、あの状態をもう一度体験するくらいだったら死んだ方がましだといった予期不安に支配され、日常生活もしまいにはままならなくなる疾患です。

ですからこの女性も当初はパニック障害に使うＳＳＲＩという、うつ病やパニック障害の治療に使う別の薬剤が投薬され、彼氏との別れや就職がうまくいかないことのストレスが原因でこうした事態が起きているのではないかと診断されていました。しかし、パニック障害と側頭葉てんかんでは使う薬も指導方法もまったく違ってきますから、これを一緒くたにするわけにはいきません。パニック障害では、「あの状況にもう一度なったらどうしよう、今度は死んでしまうのではないか」という恐怖のあまり、それだけはどうしても避けようという気持ちにがんじがらめにされて、その気持ちへのこだわりがさらに不安発作を引き起こす原因になるという悪循環を起こすので、「いくら怖くても絶対にそれで死んだりはしないし、世界が終わるわけでもない」ということを認識しなおす訓練を行うのが治療の優先事項になります。この作業を手助けするためにＳＳＲＩと呼ばれる種類の薬剤が補助的に使用されます。これに対して、てんかん性の発作性恐怖の場合、これは扁桃核の刺激から起こる純然たる脳の病気、あるいは身体疾患ですから、認識の訓練を行っても発作の抑制にはまったく役に立ちません。

この二つの状態は発症年齢（側頭葉てんかんが一〇年くらい早い）とか発作の持続時間（側頭葉てんかんが短い）が違っているので典型例では見誤ることはありませんが、たとえばこのケースのように二〇歳くらいで発症し、しかも一日中恐怖感が続いているとなると、それだけでは鑑別できなくなります。脳波所見など何か別の身体的な証拠を診断の支えとして探すのはもちろんですが、そうした所見がない場合もあり、問診の結果だけからどちらの蓋然性が高いのかの判断を行わざるを得ない場合も少なくありません。

さらに多くの場合、ベテランのてんかん専門医であれば、脳波やＭＲＩを見る前から診断の当てはおおよそつくことが多く、初診時のご家族・ご本人への対応はそれで随分変わってきます。不安の質の違いが多くの事例を経験するうちに分かるようになってくるからです。側頭葉てんかんでの発作性恐怖は、今まで体験したことがないような、いわく言い難さを伴っていることが典型的なのに対して、同じようないわく言い難さを訴えるパニック障害の方はあまりおらず、さらに助けを求める姿勢が両者では違っていて、治療者として立ち会っていると治療者の側に生ずる感触のプロトタイプの差として一定程度はモニターできる部分もあります。しかしもちろんそういった感触には間違いもありますから、様々の要素を含む多面体として自身のうちに発作性恐怖の概念を蓄積しながら仕上げていき、この多面体を新たな来訪者の訴えや新しい研究の成果によって磨いていくことが診断の精度を上げていくことになります。

糖尿病と違うのは、たとえばてんかん性の発作性恐怖という一つの疾患があるとして、これは特定の数値では定義できないことです。発作性恐怖を特徴づける多数の特徴はあるのですが、しかしどの特徴を一つとってもそれは偶有的です。たとえば「発作的にいない人の存在を身近に感じてしまうが、別にそれに対して恐怖感はない」という人もいるのですが、これに加えて脳波上前側頭部に棘波が検出されたとすれば、これをてんかん専門医は発作性恐怖と同じカテゴリーの現象とみなすと思います。つまりこの状態の名前の一部にさえなっている恐怖感さえ、そういう意味では偶有的です。

ということは発作性恐怖も犬がそうであるのと同じような概念であって、図－23に示したようなあ

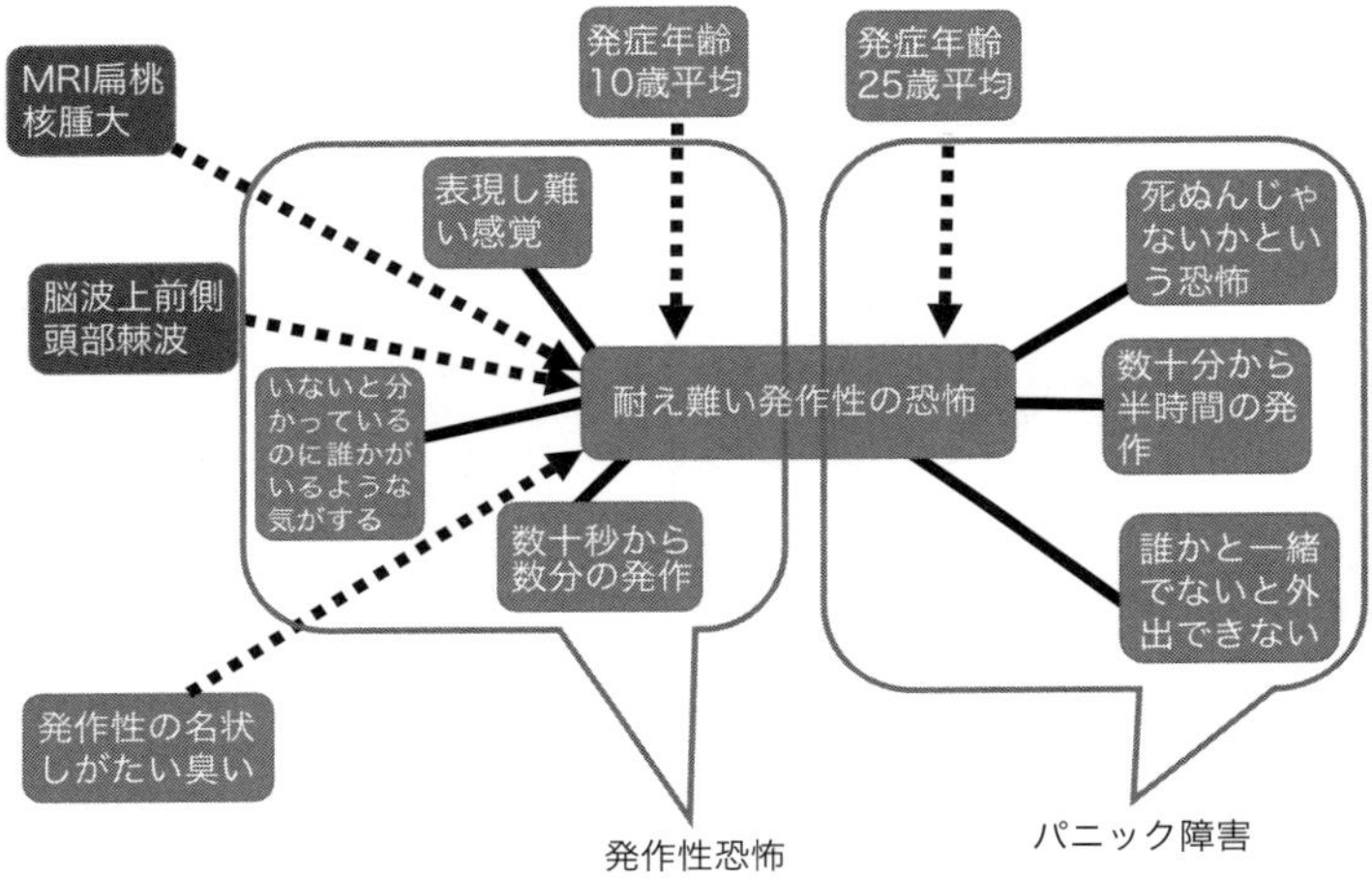

図－23

る種の多面体であり、言葉で定義しようとすると（つまり操作的に診断をしようとすると）、必ず一部を取りこぼすか、そうでないものを含んでしまうことになるのです。このことを忘れて糖尿病と混同することによってしばしばみられる誤診は、物理的な支持所見を問診による病歴よりも優先して考えることです。たとえばＳＰＥＣＴという血流の検査で側頭部に血流の低下がみられたり、あるいは脳波上側頭部に所見があったりすると、それだけで側頭葉てんかんという診断が下されて治療が開始されてしまうことがありますが、病歴聴取の問診で、側頭葉てんかんの症状が聴取できなければ当然のことながら、それは側頭葉てんかんではありません。

医学的診断には、犬がそうであるように多面体としてプロトタイプを一人一人が形成していかなくてはならないものと、数値的に完全に過不足なく定義してしまえるものがあるのだと思われます。そして、多数の実例からプロトタイプを作り上げていくタイプの診断を要するものについては、床屋さんと同じように、先輩や同輩から見様見真似で引き継ぎを受け、そうした修練を通して自分仕様のプロトタイプを形成しなければ、数限りなく関連するものと関連しないものが混ざり合う愁訴というごった煮の中から、多面体の一部を成すセレンディピティ（偶発的に指示される様々のものの中の求めるものに結びつく傾向）を読みとり、一つの病像を取り出すことはできないでしょう。私達が犬を犬だと断定し、発作性恐怖を発作性恐怖だと断定するためには、ベルクソンの第二の縮約、多様なものを一つの対象に仕上げる跳躍、つまりは口幅ったいことを言えば哲学的行為をおそらくは必要とするのです。

ちなみに、最近『脳波の旅への誘い』（第二版、星和書店、二〇〇六）という脳波入門のための不朽の名著を書かれた市川忠彦先生の講演を聞かせていただく機会があり、そこで先生がてんかん学の泰斗、アンリ・ガストー教授から受け取られた手紙をご紹介いただきました。そこには「てんかん診療は科学ではありません。それは患者と二人で行うシンポジウムなのです」という言葉が書かれていました。

現場の哲学

現場の哲学というなら、**鷲田清一**(88)先生の臨床哲学がすぐに連想されます。たとえば哲学者が認知症の現場に出かけていく。看護師さんとか医師とかあるいは患者さん、ご家族とか、そういった人達が何を行い、何を体験しているのかを聴き取り（あるいは共体験し）、それを精錬し、それに正しい名前を与える作業が目指されていた方向性だとすると、それはドゥルーズの言う現象学の総括に近いことになると思われます。ドゥルーズは、現象学は究極的には哲学ではなくて芸術になるのではないかといった発言を『哲学とは何か』（原著一九九一年出版、ドゥルーズ&ガタリ、財津理訳、河出文庫、二〇一二年）の中でしています。

現象学は「今、ここ」で自分の意識に現前している事柄にその出発点をおいていて、もっと言うなら、「今、ここ」で自分の意識に届く事柄と届かない事柄を徹底して切り分け、ストイックにまずは自分の意識に直接現前する事柄を優先するという原則をその基本的なスタイルにしていて、そうだとすると、これは私の外から世界を眺めるロック的なメタな立場ではなくて、私の体験という立ち位置からものごとを眺めたらどうなるかにこだわるという点ではカントに範を取っていることになると思いますし、徹底して「今、ここ」での直覚知にこだわりそこを必ず出発点にしようという決意においてはオッカムに遡る姿勢であるともいえます。そうだとすれば、あらゆる臆見を可能な限り排除して「今、ここ」で語られることのそのままを聞き取ろうとする作業は現象学の方向性とよく一致しているように思えます。そして多様なものをその直接的な現れを可能な限り損なわないようにしてカテゴリー的直観しようという営みは、ドゥルーズの定義からすれば、確かにむしろ芸術に近づくことになると思われます。しかし、鷲田先生が『聴くことの力――臨床哲学試論』（ちくま学芸文庫、二〇一五）の中で紹介されている臨床哲学の介入の仕方はそれとは異なっています。

現場を観照するという営みは哲学中の哲学の営みのようにも思えるのですが、床屋さんやてんかん医の小さな哲学とは、その立ち位置は違っているように思えます。やはり気にかけておくべきなのは、出かけていく哲学者あるいは哲学者の候補生は、その現場の住人ではないことです。いずれも現場という多様なものとの出会いの場において活動し、カント的な実在を取り扱っているという点では同じなのですが、本来の現象学的な立ち位置は観照であって、この多様なものを観照し、その多様なもののその場その時の状態（variété）をつかみ取ろうという立ち位置であるのに対して、床屋さんやてんかん医は行為者であって、自らの行為の原理原則と多様なものとの往復運動を行うこと（variation）がその本領になります。鷲田先生は、現場での哲学者の立ち位置をソクラテスに因んで産婆術と名付けられています。現場がそれに拠って立つ原理原則、つまり内在平面として熟している行動原理を現場の住人が言葉にできるように手助けし、その言葉と行動原理の往復運動を促す触媒となること。臨床哲学がそういうことだとすると、精神医学の仕事の一部とも大きく重なり合うことになるようにも思います。

(88)　一九四九―　。哲学者。現象学から出発し、哲学カフェ、ファッション分析などを通して日々の暮らしの中への哲学的思考を発信し続ける。元大阪大学総長、現在は京都市立芸術大学学長。

「私」は私の身体にちぐはぐに受肉する

ボディビルダーのマッスル北村は、三九歳の時にボディビル世界選手権出場のための二〇kgの減量を行い、低血糖による急性心不全で死亡しています。その数日前にも同様の低血糖発作を起こし、からくもこの時には救急処置が間に合い、死が切迫していることを案じた妹が「めまいがしたらせめて飴一個でいいから舐めて」と懇願したのに対して、「僕はそんなわずかな糖分でも摂取したくないんだ」と言って断ったという話が伝説として伝わっています。

ボディビルダーも栄養学やトレーニング法など様々の技術を駆使し、修練を積み、筋肉一つ一つを仕上げていきます。そこにはとりあえずは、拠って立つ原理原則は間違いなくありそうです。この原理原則と実践との往復運動を通して、筋肉を自らのイメージする形に変えていくプロセスがボディビルディングだとすると、プロの床屋さんやてんかん医などと同じようにプロのボディビルダーもやはり一種の臨床哲学を実践しているのではないかと考えてみたくなります。さらにこの原理原則は高度な伝達可能性も持っていて、トレーニングの仕方を伝授することを通して弟子をとることもできることなどを考えると日本のてんかん医の教育制度と比べてもむしろそれより確固とした教育システムがありそうです。

しかし、たとえば理想的な筋肉を手に入れるためにはそれと引き換えに死んでもいい、あるいは死を賭しても理想的な体を手に入れたいと真のボディビルダーが思うことがあるとしても、床屋さんはたとえ名人であってもこの上なく素晴らしく髭を剃れたら死んでもいいとは思わないでしょうし、てんかん医も素晴らしい診断ができるのなら死んでもいいとまでは思わないだろうと思えます。

　確かに、髭剃り学の権威と言われるほどになり、名人ともてはやされるほどになっていたとしたら、たとえば何かの事故で髭剃りができなくなってしまったら、死にたくなるほどがっかりして生きる気力はなくなってしまうかもしれませんし、歌手が喉頭がんの手術を拒否して亡くなってしまうといった例もあります。しかし、ボディビルダーの筋肉への思い入れは、名人の床屋さんや熟達のてんかん医が自身の技術に自らの存在意義を見出すのとどこか違っているようにも思えます。「私」との距離が、ボディビルダーと筋肉の方が、名人の床屋さんと髭剃りよりも近いのではないかという気がするからです。床屋さんのアイデンティティが確かに誰よりもうまく髭が剃れることにあるということは十分ありうるでしょうが、床屋さんが髭剃りができなくなることと自分が失われることの間よりも、ボディビルダーの筋肉に脂肪がついてぶよぶよになって自分が失われると感じる場合の方が、もう少し直接的に「私」が失われている気がします。ボディビルダーはその筋肉「である」のに対して、床屋さんは髭剃りの能力を「持っている」という位相の違いがそこにはあるように思えるからです。

　もう少し例を挙げましょう。

　たとえば、今、あなたはスタバに入る。そしてショーケースの中のザッハトルテを見る。「これは何ですか」と尋ねると店員さんはマニュアル通りににっこりと笑って「ザッハトルテです。今の季節はおいしいですよ」と答えてくれる。あなたはその店員さんがあまりにも綺麗でお付き合いをしたいと思ってしまい、店員さんが私服に着替えて店から出てきたのを見計らって声をかけました。あなたと彼女がヒメシオマネキの番《つがい》であれば、あなたは右手の不必要に大きな鋏をセックスアピールして、自分の巣穴に入ってもらおうとがんばることになります。オスのヒメシオマネキであるあなたにとって、メスのヒメシオマネキは性的欲望の対象です。先ほどショーケースにあったザッハトルテが食欲の対象であったのとそれは多分同じでしょう。ナンパを始めたあなたにとってその時のその店員さんは、ザッハトルテがそうであるのと同様に、そこに現れているものがそのすべてです。あなたは、ヒメシオマネキのオスが右手の鋏をふりかざしてアピールするように、さりげなく自分をアピールして、あわよくば巣穴に入ってもらおうとがんばるかもしれません。しかし、親しくなろうとする時に、ヒメシオマネキのオスのように自分の巣穴に入って欲しいと一途に大きな右手の鋏を振ってアピールするという仕方はあまり好まれないことが、私達、人の場合は典型的です。巣穴に入ってもらいたいというアピールを最初からストレートにしてしまうと、スタバの店員さん（仮にナナさんとしましょう）には普通は、肘鉄をくらわされることになりますし、下手をすると警察を呼ばれることになってしまいます。つまり外観を超えて本当のナナさんを知り、本当のあなたを知ってもらうためのお付き合いと呼ばれる交際から、まずあなたは始めなければなりません。「見てくれだけでなくて本当の私に関心がない人とはお付き合いはできません」。そう言われる恐れは濃厚でしょう。

ここにはデカルト的身体像の問題があります。もっと平たく言えばガンダム的身体像、つまり私なるものが私の身体の中にいて私の身体を操縦しているという身体像が前提されています。ザッハトルテも、チョコレートをコーティングした丸い外観とジャムが中に挟んである甘さ、チョコのほろ苦さなどの多面体なのですが、その多面体以外の何ものでもありません。しかしナナさんの場合は、綾瀬はるか似の外観とか名城大学の学生であるとかそういったもろもろの特徴はナナさんの偶有的な特徴であって、本当の私はこうした偶有的な特徴に覆い隠されたその奥にいて、その奥にいる私自身、本当の私に関心を持ち、それを知って欲しいと彼女は言うわけです。

三島由紀夫が、玉利齊に師事してボディビルを始めようとした時に、太宰治の私小説を批判するくだりがでてきます。太宰治は絶望フリークなのですが、太宰治が何に絶望しているのかといえば、ごく単純に言ってしまえば本当の自分と今の自分のギャップに苦しみ、自分探しをしているのだといえます。あるいは彼の女性遍歴についても、自分を救済してくれる本当のマドンナが様々の女性の中に隠れているのではないかと遍歴を続けるわけです。自分というのがガンダムの身体を操る外からは見えない何らかの存在だとすると、これはそこへ超え出て行こうとして超え出ることができない超越の問題ということになります。そう考えると、身体と自分を同一視する、つまり私は筋肉であるという三島の宣言は、体の奥に体を操る自分がいるというデカルト的身体像への異議申し立てであるともいえます。逆に太宰治はデカルト的身体像のある意味虜であって、今の自分の体に自分が受肉することを拒否しているのだともいえます。キルケゴールの絶望のヒエラルキーでは、絶望して自分自身であるまいとする段階に対して、絶望して自分自身であろうとする段階はより絶望のレベルが深いと評価されていますから、あんなにも絶望を好んだ太宰ですが、キルケゴール的ランキングでは、残念ながら三島の絶望の方がよりランクが上ということになるでしょう。

太宰の意に反して、「私」は少なくとも一定程度「私」の身体に特異な形で受肉してしまうことはたぶん間違いありません。「私の傷は私より前に存在した。私はそれを受肉するために生まれた」というのはジョー・ブスケの有名な言葉です。ジョー・ブスケは第一次世界大戦で下半身麻痺になり、その後詩人となったフランス人将校です。私の身体に受肉するという営みは、たとえば摂食障害などでも見受けられますが、私は私の体に否応なく受肉してしまうにもかかわらず、私と私の体の関係はいつもちぐはぐで、多くの場合はぴったりとは一致しません。そもそも私の体がオートポイエティックな自己産出的な機械的閉鎖系であるのに対して、「私」は対象や他者の表象の残照として受け身的に構成される何かもっとその存在自体が常に問われるような何事かだと考えるならば、当然それは自然に一致するわけはないはずなのですが、だからこそ、それぞれの私達がそれぞれに自分自身の身体とどういう関係を持つかを決め直すことができるポテンシャルもあるということになります。マイケル・ストークスは、戦争で手足を無くした退役軍人の《Always Loyal》というヌード写真集を出していますが、強靭な精神力とトレーニングによって、手足を失った自分の体をもう一度「良いもの、美しいもの」として受肉しなおすレジリアンスの過程がそこには透けて見えるように思えます。

精神的なものが物質性を帯びるということ

受肉とはそもそも観念的なもの、あるいは概念的なものが物質性を帯びることだといえます。たとえば、トマス・アクィナスにとって、普遍はスペキエスという実体であり、異言の祈りを唱えることができたとすると、それは神の言葉が音という物質性を帯びることになりますから、それもまた一種の受肉と言えなくはないように思えます。そう考えると、ボディビルダーにとって、「私の筋肉に私は受肉しなおした」とは言えそうです。ドゥルーズは精神的なものが物質性を帯びる例として、インドの曼荼羅、キリスト教のイコン、ユダヤのセフィロート、中国の八卦などを挙げています。たとえば、陰陽は方位とか季節とか様々のものに浸透し、方角やその時々の時間の流れの中でそうしたものは特異な形而上的意味を帯びることになるのですが、ものはその時にそのもの自体ではなく、形而上的な意味を指し示す記号になるという理屈です。ドゥルーズはこれを形象性と呼んでいます。しかし実際は個々の形象化はそれぞれに特異な入り組み方でもって精神的なものと物質的なものの間を取り持っていて、こうした営みを宗教的と単純に総括するのは実際には難しそうです。

たとえば、武田信玄が上杉謙信との戦いをするかどうかを占った時に、「坤為地《こんいち》」という卦が出たと言い伝えられているそうです（亀丸という占い師の方のホームページに載っていました）。この卦辞には「先ずれば迷い、後れれば主を得る。利は南西にあり。朋（友）を得る。北東に行けば朋（友）を喪（うしな）う」と出ていて、信玄は先に仕掛けず、相手が仕掛けてくるのを待てば勝てるとこの卦を解釈し、川中島の消耗戦が始まるのですが、この卦を、南西へ、つまりまだ年若い織田信長がいた方へ行けという意味だと素直に解釈すべきであったのではないかというのがこのホームページの作成者の見解でした。

注意しなければならないのは、八卦の卦辞《かじ》と呼ばれる解釈の古典的手引きは、そもそも極めて漠然とした言い回しであるのに加えて、段落のないテキストであって、どこからどこまでを切り取って卦と対応させるのか、つまり信玄がやったように前半にスポットをあてるのか、ホームページのように後半にスポットを当てるのかさえ、解釈者に任されているということです。要するに、八卦で出てくる卦とは、どちらかと言えば、**ロールシャッハテスト**[89]におけるインクの染みに近いといえます。つまり卦は様々の状況に直面して触発される私達の多数の連想を卦というまったく偶発的な物象を触媒として結晶化させる手段であって、一つ一つの卦が、吉とか凶とかを単純に記号として指し示すようなものではないといえます。ロールシャッハの染みの解釈を受肉とは誰も呼びません。受肉したものには形而上的な存在のかけがえなさが形象化されていて、それ自体が何かかけがえのなさを帯びることが一般的ですが、ロールシャッハの染みそれ自体は誰にとってもかけがえのないものでもなく神聖なものでもなく、八卦の卦そのものも同様だからです。

では、たとえば国旗にはその国が受肉しているという言い方はできるでしょうか。あるいは聖書はどうでしょうか。あるいはキリスト像・マリア像が彫像された踏み絵のためのレリーフはどうでしょうか。ここには、命をかけるほどの何かが結び付けられています。国とか神とか何か目に見えないものが形象化していることは今度は間違いないように思えます。しかしそれでもこれは受肉とはいえないように思われます。受肉とは普遍が実体化することであって、普遍を記号として指し示すことではないからです。キリストは神そのものであって、神を連想するために用いられる記号ではありません。ブスケの不随の半身はブスケを指し示す記号ではありません。半身不随の私に私がなることで、ブスケは半身不随を受肉するのです。そういう意味で、ボディビルダーの筋肉もまた、私の持っている一つの偶有的な性質なのではなくて、「私」という普遍がそこで実体化しているという意味で受肉なのです。

(89) スイスの精神科医、ヘルマン・ロールシャッハによって一九二一年につくられた。ランダムにできたインクの染みを図案化したもので、色の付いた図版五枚と白黒の図版五枚からなる。被験者は基本的には無意味なこれらの図版を見てそれが何に見えるかを聞かれる。大多数の人はかなり似通った反応をするが、図案に触発されて自身の内的な体験を過度に投影して、検者が想像力を働かせても同感できない反応が産出された場合、問題があると解釈される。色付きのものはよりそうした反応を誘発しやすい。

身体によって名指される

私達は私達の身体によって名指されます。私達は名前を被るのです。たとえばスタバの店員のナナさんは、「美人」という身体として名指されます。たとえば太っている人は時に「でぶ」と名指され、背の低い人は「ちび」と名指されます。私達はそうやって私達の身体を人に名指されることで、私達の身体を否応なく受肉してしまいます。マッスル北村の原体験は、体に自信があったマッスル北村が勧められるままに出場したボディビルの関東学生選手権での恥辱でした。身長一七三㎝体重五五㎏の彼は「がりがり」という、その会場では極めて不名誉な自分を受肉してしまいます。誰かが会場で彼を実際にそう名指したかどうかは問題ではなく、会場に集まる人々の視線が彼をそう名指していることを自ら受肉してしまったのです。その外傷体験を契機にして彼はボディビルにのめり込み、自身を名指し直し、死を賭してなりたい筋肉になったのです。

「美人」としてナナさんを名指すことが、それ自体、セクハラだと非難されるゆえんはおそらくそこにあります。それはザッハトルテと同じような普通名詞でナナさんを名指すことであり、その時に、その名指しによってナナさんは否応なしに、「美人」としての身体を受肉してしまいます。マッスル北村の筋肉は、自らが訓練し鍛錬し修行して計量し獲得したものであるのに対して、ナナさんの身体はたまたまナナさんに与えられたものに拠っています。つまり本当の私とは無関係な身体を、見知らぬ他人が名指すことでそれが何かが決定され、その名指しが名指したものとして自分が受肉してしまう。ちょっとしたきっかけでこの状況は当然外傷体験に転化するに違いありません。しかし、この仕方こそが、通常は私達が私達の身体を受け取るデフォールトであり、このようにして私達は私達の身体を被り、被るものとして受肉するのです。《Always Loyal》の肉体が美しいのは、私達の身体が受け入れてしまっているこの摂理に敢然と立ち向かい、「私の体の名前は私が名付ける」と高らかに宣言しているからでしょう。

しかし、この私達の身体が運命として持っている外傷体験としての受肉に立ち向かう方法は、マッスル北村や三島由紀夫の果敢さだけではおそらくありません。ブスケの静謐さがもう一つの方法として存在します。それは何らかの仕方で、被ることとして受肉することを自らの体験として受肉しなおすことなのだという気がします。もしも私達が人として生まれてきたことそのものが一種の原罪、つまり致命的に傷ついた存在であることであるならば、その傷は私達より前にもう与えられていて、与えられたその傷を自らの傷として引き受け受肉することもやはりアンティゴネーのように勇敢な行為、誇りある行為ということになるのではないかと思うのです。ブスケの静謐さはラカンの言う盲いた後のオイディプスに重なり合うところがあるようにも思えます。

コレクション自慢——そして、女はいない

私は毎週水曜日に、ひきこもりの研究者でフランス語圏では有名な**古橋忠晃**[90]先生とここ二〇年近く取り留めのない座談を続けています。その座談の中で、古橋先生が主宰されているコレクション自慢の会という緩い発表会のことをお聞きしたことがあります[91]。そこではひきこもりの人も含めて教員や学生、様々の人が自分のコレクションを自慢する企画が繰り返し催され、集まった人がフーンと共感したり、共感できずに驚いたり、それを言い合うだけの、ただそれだけの結論も、どこかに向かう目的も設定されていない会だそうですが、時にそれが治療的に働くことがあるとお聞きしています。

典型的なコレクションにはいくつかの法則があります。その一つは明確な境界があることです。その境界は境界内部に所属することが許される対象の共通した性質によって仕切られていますが、典型的にはその共通した性質は一つの普通名詞によって代表されています。たとえば切手やコインといった社会的に認知された収集には、さらにアイテムの有限性および他律性という法則が加わります。

私はスイス旅行に行った折に、コーヒーに入れるミルクフレッシュの蓋を集めることを思い立ち、その目で見るとフレッシュの蓋が現地では切手と同じようなコレクションの対象となっているのを知って、さらにそれにのめり込んだ時期がありました。実はフレッシュの蓋を整理する特殊ファイルも現地では売られていて購入したのですが、整理する前に教材用の脳波の記録紙を入れた袋に多量にこのフレッシュの蓋を保管していた時期があって、教室員の人に脳波のミニレクチュアをする時にそれがこぼれ出て、バツの悪い思いをしたことがあります。

それ以外では、学生時代には宮崎君という友人とマッチ箱の収集をしたことがありました。彼と北海道旅行に行った時には、ユースホステルに泊まりながら何泊も旅行を続けたのですが、名所旧跡の類にはほとんど行かず、旅行をしに来たのかマッチ箱を集めに来たのか分からない有様で、珍しいマッチ箱探しに奔走しました。丸一日かけてわざわざ珍奇なマッチ箱があるのではないかと知床半島の喫茶店へも出かけましたが、残念ながらその喫茶店にはマッチ箱はなく、骨折り損のくたびれ儲けだったことを覚えています。こう書くと宮崎君も変わった人のように聞こえるかもしれませんが、彼はジェントルマンで、今も在宅の終末医療に尽力しているとても立派でまっとうな人です。

切手やコインのような公認のコレクションと比べると、マッチ箱やフレッシュの蓋といった収集者ではない人には何の価値もないガラクタを集めるのはちょっとした後ろめたさを伴います。ですから宮崎君の名誉のために言い訳をしたい気持ちにもなるのだと思います。というのも、際限なくものを集めることは**ため込み症**（**ホーディング障害**(92)）と呼ばれ、特に高齢者では少なくとも一〇〇人に一人以上の割合で見られる相当に頻度の高い一種の障害として最近アメリカでは喧伝されているからです。ゴミ屋敷と呼ばれている家の方は多くはこのため込み症の基準[93]に当てはまります。では、ミルクフレッシュの蓋のようにコレクター以外の人にとっては価値のないもののコレクションとため込み症はどこが違うのでしょうか。

(90) 一九七三― 。精神病理学者。精神科医。著書に、『「ひきこもり」に何を見るか――グローバル化する世界と孤立する個人』（鈴木國文・古橋忠晃・ナターシャ・ヴェルー編、青土社、二〇一四）などがある。
(91) 古橋忠晃「コレクション自慢の会」の九年目の報告。名古屋大学学生相談総合センター紀要　16:83-84, 2017
(92) Frost, R. et al. Diagnosis and assessment of hoarding disorder. Ann Rev Clin Pyschol 2012, 8:219-242
(93) DSM-Vでは、前頭側頭型認知症、前頭部底面・内側面の頭部外傷、Praeder-Wili 症候群などによる二次性の病態は除かれている。

コレクションは、たとえば手軽に手に入るマッチ箱作成機があってマッチ箱が自由自在に制作できる場合にはまったく興が削がれ無意味なものになってしまいます。そうした状況は自由に作れる偽造通貨が流通する場合と同じように、それぞれのアイテムの正当性を失わせ、たちまちコレクションする意欲を失わせてしまうでしょう。最低限、まず喫茶店が立ち上がり、そこの店が自分の店だけのオリジナルのマッチ箱を作るというのであればそれは許容範囲かもしれません。その場合、そのマッチ箱はそれ自体の価値を超えて、その喫茶店の存在によって、コレクション内部での位置取りや分類が可能になり、意味が与えられるからです。フレッシュの蓋もそうですが、コレクションの正当なアイテムたる資格には、必ずアイテムそれ自体の美しさや形の独特さに加えて、それ以上に重要な要素としてその由来を担保する能書きの存在が前提となっています。

これに対してため込み症では、典型的には集めるものの境界にそれほど厳しい限界設定はなされていません。むしろ女性は買い物を、男性は無料のものをため込む傾向があるとされるなど、対象そのものの共通の性質ではなく、どのようにしてその対象を獲得するかの手段の方に特徴がある場合も少なくありません。たとえば、女性では通販で次々に買ったものをパッケージから出さずにそのまま放置してうずたかく積み上げてあるといった図を、男性では大型ごみとして出されているものを拾ってきては玄関から道にあふれ出てしまうほどため込むといった図を思い浮かべることができます。生活空間は収集物に占拠され、収集物は外から見ると収集者の生活を脅かしているかのように見えます。火災の時などの致死率も跳ね上がるとされています。

一方、コレクターはコレクションによって集められたものを整理して分類し、取り出しては確認し、可能であれば同好の士にコレクション自慢をしたいと思っています。たとえばマッチ箱コレクターにとって、ライターに気移りすることはどこかで何か不純な行為をしたような不安を引き起こします。おそらく境界を侵犯すると、ため込み症へと崩れてしまう可能性が予感されるのかもしれません。

アイテムの多様さか、記号の価値づけか

日本にかなり特有の現象のようですが、女性の下着に執心する下着泥棒はどうでしょうか。彼らも盗んだ下着を数多く退蔵する傾向があります。高い社会的地位や家庭を失ってしまうリスクを犯してでもやむにやまれずそうした行為に人は及ぶことがあるわけですが、下着泥棒は、少なからず下着を窃視することにも興味を示します。では、バードウォッチングと下着窃視はどう違うのでしょうか。バードウォッチングやマッチ箱収集との違いは、たまたま対象となるものが社会的に許容されるものであるのかないのかの違いだけなのでしょうか。

バードウォッチングの快感は、私と友人のマッチ箱集めと似ています。鳥そのものの美しさももちろんですが、その鳥がどこの公園にいたか、その鳥は他の鳥とどこが違うのか、何にもましてその鳥の名前は何なのか、つまりはその鳥の能書きの存在が、そこではその写真が価値を得るための必須の条件です。それに対して地下鉄の構内で女性の下着を窃視しようとしている人は、女性の下着が見えやすい場所を狙って彷徨《さまよ》っているという意味では鳥が来そうな場所に何時間でも潜んでいるバードウォッチャーに似てはいますが、バードウォッチャーが求めているものは今まで見たことがない鳥そのものであるのに対して、下着窃視者が求めているものは、下着そのものではなく、下着が覆い隠しているもの、下着の向こう側にあるはずのものです。彼らはたとえば見たことがない珍しいデザインの

下着を窃視したからといって特段喜ぶわけではありません。その下着の向こう側に何を想像することができるのかが重要であり、下着そのものは快感を引き起こすためのかなめのアイテムではあるけれどもこの想像のためのお膳立ての舞台装置の一つであるに過ぎません。美しい女性が穿いていればどんな二束三文の下着でも構わないでしょうし、場合によってはアイテムは下着でなくても良い可能性すらあります。バードウォッチャーの場合はまったく違います。鳥がいなければバードウォッチングはできません。つまり下着窃視者の向かう先は、そこにある対象そのものではなくて、対象の彼方にあるものであり、その点では超越的であるともいえます。対象そのものではなく、対象が指し示す彼方の物にこそ価値があるわけです。

第3章のCさんはどうでしょうか。彼女はバウムクーヘンをひたすら集め続けました。Cさんが通常のため込み症と異なるのは、ため込みの対象が限定されていた点です。この点は私達のマッチ箱コレクションや下着泥棒との共通点です。しかしマッチ箱コレクションやバードウォッチングにとって一つ一つのアイテムは多様なものであり、その多様さと普遍(マッチ箱・鳥)との往復運動において世界が開かれていく快感があるのに対して、Cさんのバウムクーヘンの獲得には対象に名前が付くということの快感は見いだせません。他方で、下着泥棒の下着コレクションは、獲得した対象がその向こうにある何か別のものへと向かう記号であって、その記号価値に照らし合わせて下着は値踏みされます(たとえば下着泥棒の下着は基本的には新品であっては意味がありません。それは着古したもの、着てから時間が経っていないもの、つまり新鮮な方が価値が高いと評価されます)。ところがCさんにおけるバウムクーヘンは、あくまでもバウムクーヘンそのものが収集の対象でバウムクーヘンの向こう側の何かが、バウムクーヘンを通り越してそれぞれのバウムクーヘンの等級を価値づけしているわけではありません。しかもバウムクーヘンを冷蔵庫にため込み続けることは、一見幸せそうで平穏な家庭生活と職業生活すべてを危険に晒しても厭わないほど強い吸引力を彼女に及ぼしていて、まるでアルコール依存症の人がアルコールを求める嗜癖のように彼女はバウムクーヘンで頭が一杯になり、破綻を十分予感しながらもバウムクーヘンをため込み続けなければもはや生きる価値はないと思い定めてしまうほどです。

無限に増殖することの不安と快感

古橋先生のコレクション自慢の会で、ある女性が紹介されたというコレクションは、ずっと穏やかですがCさんの収集に連なっているところがあるようにも思えます。その女性は、砂糖や塩やキャンディーを入れるのに良く使うようなガラス製の透明な瓶に、穴あけパンチでできた様々の色の丸いカスの部分をためて、これをコレクションとして発表されたそうです。数十個分のガラス瓶相当のコレクションがあったようで、穴あけパンチで出た何百個あるいは下手をすると何千個の色と紙質の違う円形のカスが、キャンディーのようにコレクションされていたそうです。

繰り返しになりますが、私達のマッチ箱の例では、北海道を周遊券で旅行していた私と友人は、釧路では釧路のその喫茶店にしかないマッチ箱を、札幌では札幌のその喫茶店にしかないマッチ箱を探し当てて自分のものにし、大げさに言うと多分世界がその都度そこで創造される楽しみを味わうのですが、今まで見たことのない特異なマッチ箱を見つける度に、マッチ箱のマッチ箱性（普遍性）はより深まったとおそらく私達は感じるのです。しかし、最初のマッチ箱が名前を付けられる前から、すでにマッチ箱のマッチ箱性はもちろん前もってすでにほぼ完成していて、たとえ知床の喫茶店で世にも珍しいマッチ箱を発見したとしても、その実質的な普遍性にはほとんど変化はありません。いずれにしてもここで問題となっているのは、マッチ箱のマッチ箱性というイデア、私達がマッチ箱のマッチ箱性へと超え出ることで、マッチ箱によって自らを照らされ、私が私だと確認される志向性の構造です。私達は、函館、釧路、札幌、そして見つけることはできませんでしたが知床へと今まで見たことがないマッチ箱を探す巡礼を重ねることで、それによって生きることができるほどのものではないとはいえ、マッチ箱によって私が私であることを確認し、いわば小規模で箱庭的なものであるとはいえ、世界創成とその反響としての「私」の生成を再体験していたのではないかとも思えるのです。

では、コレクション自慢の女性のガラス瓶の中の穴あけパンチから出た紙カスの収集は、一体何をめぐる作業なのでしょうか。このコレクションは正当なコレクションの掟を色々な意味で侵犯しています。たとえばこのコレクションは無限です。なぜなら穴あけパンチによってアイテムは際限なく創造されるからです。さらに、多様なものが一つのものへと超越する、そうした営みはここにはありません。この作業における快感が、たとえば紙カスの紙カス性という普遍をめぐる作業ではなく、そうした志向性をめぐる世界創造と巡礼の物語ではなさそうなことは、間違いないように思えます。

そうではなくて、もしかすると、この女性のコレクションは、たとえば爪切りで切った爪をためておくことと似てはいないか、つまり自分の体から分離したものを延々と生産することと似てはいないかという連想が私には浮かびました。つまりこれは出産をめぐる作業なのではないか。微妙に形を変えた同じものの反復で覆われたこの風景は、その最終形としては草間彌生の水玉やパンプキンを連想させます。何かがそこでは延々と増殖し、それは豪奢でさえあるのですが、私達の造ったマッチ箱世界とは、質や深さにおいてどこか根本的に異なっています。

もっと生な形では、内田春菊の漫画で『私たちは繁殖している』というシリーズがあります。この漫画そのものは出産と子育てに内在する快感を描いているという意味でユニークで、特異なエロスもあり、間違いなく傑作なのですが、私は以前この漫画を無意識に避けていた時期があり、いつの間にか目につかないようにどこかにやったりとか、あるいは古本屋に早々と出してしまったりとかしていました。ところが不思議なことに、いつの間にか何かの折にはまたこの本は部屋の片隅にあって、追いやっても追いやっても戻ってくるような、そういう形で私の前に何回も現れ、意識してそれを自分で買った覚えはないのにもかかわらず、舞い戻ってくるといった感覚がありました。

そしてこの感覚は、マッチ箱のマッチ箱性をめぐる巡礼、聖なるマッチ箱へと超え出ていくことで私を見つける旅の物語とはまったく交錯せず、そうして組み上げられた私を動揺させ、不安定にさせる何かを含んでいたように思えるのです。

『私たちは繁殖している』がかつて私に引き起こしていた微妙な不安感と不快感は、おそらく私の中の男性性を脅かし、一つ一つのマッチ箱を獲得することで築き上げてきた私が私であることの証としてのマッチ箱世界の価値を棄却するような何事かに由来していたようにも思えるのです。

詩人の伊藤比呂美は、さらに端的に『良いおっぱい 悪いおっぱい』というエッセイの中で、「わたしはもっともっと産みふやし、わたしのアカンボでこの地上をみたしたい」と書き、これ以上がないほど面倒で圧倒的に痛いにもかかわらず、産めば産むほどさらに産みたくなるというそのあたりの快感事情を見事に文章化しています。「女はいない」というラカンの有名なフレーズがあります。このフレーズはたとえば下着窃視者が下着の向こうに夢見る類のエロティシズムが、男女いずれにしても通常私達がエロティックと呼んでいるものの一般的な形態であるのに対して、『私たちは繁殖している』の中で垣間見られる快感が別次元のものだということを宣言しています。

「女性化」という受肉

「統合失調症における女性化について」という論文（「臨床精神病理」33:9-25, 2012）の中でくだんの古橋先生は、女性化をすることで安定した統合失調症の男性を紹介されています。

その方は、中学校の時に喘息になり、入院していた病院の院内学級で同級生の女の子からラブレターを受け取ったことが発病の契機となりました。男性は「周りの人が自分を同性愛じゃないかと噂している」という強い被害関係念慮に苦しめられ、その話を理解してくれないという理由で母親に暴力を振るい、二〇年以上入退院を繰り返した後に、四三歳の時に古橋先生が主治医になっています。その後、診察室で女性のような声色で話すようになり、「先生、こんな声を出すと全身で喜びを感ずる」と言い始めた頃から社会的な寛解傾向を見せ始め、最終的には、（勝手連的に）事故が起きないように全国の鉄道路線の見直し計画を策定することに没頭するようになります。それを様々の鉄道会社の広報と連絡をとって提案する作業を今も続けられているようです。

男性は、自分が鉄道会社の女性役員になって鉄道会社でこの計画を進めるようになることを確信していて、実際その路線見直しの提案はかなりきちんと考え抜かれたもので、本来のこの男性の知的能力の高さを感じさせるものだと論文には綴られていました。この女性化以降、自分が女性役員となって全国の鉄道路線を改修するという強固な妄想体系が男性の生活の基軸とはなっているものの、日常生活は安定し穏やかな日々が続いているようです。

ニューヨークの精神科医、ジョージ・マカリは、同様の女性化を呈した有名なシュレーバー博士について、「彼が受け入れたのは去勢ではなく、生殖する女性である」と書いています。シュレーバー博士もこの男性もそうですが、自分は男性ではないかもしれないという疑いは、最初は露見すれば自身の社会的な存在を抹殺されると確信されるほどの恥辱的な秘密として受け取られ、その恥辱的な秘密が他人に知れ渡ってしまったかもしれないという意識が、両者を苛《さいな》み、彼らの生活を破壊してしまいます。しかしその病歴の後半では、たとえばシュレーバー博士は、体毛の濃さも乳首の乳頭の小ささも、「勝手きままな束の間の観察からは」男性に見えるだろうという客観的事実は認めながらも、十分か十五分、「私の近くに留まるべく努力すれば、誰であっても」自分の体が疑いようもなく女性であるという印象を持つであろうと強調し、自分の体がこうしてれっきとした女性であることが確信されて以降は、社会的生活は落ち着きをみせます。

この女性化は間違いなく受肉と言っていいでしょう。古橋先生が紹介された男性は、ラブレターを受け取ったことで、自分は男性なのかそうでないかのあれかこれかを迫られ、この問いが彼の発病の契機となったわけですが、女性であること、増殖することを受肉することで、何らかの仕方で救われたことになります。

亀を飼う

私は医学部の五回生の時から一六年くらい、精神病理学者の**藤縄昭**(94)先生の勉強会に出席していました。その後も折に触れて先生の勉強会には先生が亡くなられるまで出席させていただいていて、私のてんかんの師である**河合逸雄**(95)先生を紹介していただいたのも藤縄先生でした。藤縄先生と奥様には公私ともに言いようもないくらいお世話になったのですが、その藤縄先生からお聞きしたお話をご紹介したいと思います。マタマタという熱帯の亀を飼うことで寛解に至ったある統合失調症の男性の話です。

この男性は高校生の頃、統合失調症を発症し、高校を中退してから家でぶらぶらしていたのですが、ある時ふいに失踪してしまわれました。お母さんは懸命に行方を探し、捜索願も出しましたが杳《よう》として行方が知れず、二〇年近くの歳月が立ちました。男性は母子家庭であったのか、それとも彼が出て行ってからお母さんが離婚されたのかは忘れてしまいましたが、ともかく子供は彼だけで、母親は大きなクラブのオーナーママになり、商売は随分繁盛していたようです。

彼女がそろそろ六〇歳に手が届こうかという頃、一通の通知が届きます。ある単科精神病院に収容されている男性が息子さんではないかという知らせでした。出かけてみると果たしてそれは本当に二〇年前に出て行った息子さんでしたが、変わり果てた姿で、自分と目もあわせず一言も喋らず、みじろぎもしない状態で、ぶつぶつ聞き取れない言葉を喋っている異様な風体であったといいます。この何年間か、食事、排泄の処理は自分でできるもののその他の時間はほとんど何もせず、挨拶もできないと精神病院の職員から彼女は聞きました。

何度か通った後のことであったのか、それともその日のことであったのかは忘れてしまいましたが、もう来るのはやめようかと思って病院から出て少し歩いていた母親のところに、急に息子さんが現れ、駆け寄ってきたそうです。そして「連れて帰って」と彼は言いました。病院の職員は普段極めて緩慢な動作しかしない彼が急に全力疾走で走り出し、とても止める暇もなく駆け去られ離院されてしまったと後から言っていたそうです。石の地蔵さんのように身動きをせず、受け答えをしなかった息子がこんなことを喋ったのに彼女は驚き、激しく心を揺さぶられ、その時どうしても連れて帰ろうと決意したと言います。紆余曲折があったようですが、クラブを売って彼女は息子と二人で暮らし始めます。名医を尋ねて藤縄先生のもとにこのお母さんが尋ねて来られたのはその頃でした。

連れて帰った後も、息子の様子は病院での様子とほとんど変わらず、彼女に駆けよって「連れて帰って」と喋った時のことが本当だったのか、幻ではなかったかと母親は自問自答することもあったようです。そんな毎日が続いていた時に、その経緯も途中経過もすべて残念ながら忘れてしまったのですが、彼はマタマタと呼ばれる熱帯のカメに興味を持つようになります。マタマタは亀なのに頭を甲羅の中に入れることができないのですが、枯れ葉色をしていて、甲羅も頭も全体が枯れ葉のように見え、騙されて近づく獲物を捕食し、自分を捕食しようとする鳥や獣からはその擬態で逃れるのを生業としている熱帯の亀です。保温が難しく、水質管理に気を使わなくてはならないため、情報不足の当時は水族館でも飼育が難しい日本国内では珍しい亀だったようです。

いずれにしても彼はこのマタマタを飼うことに情熱を注ぎだします。図書館で調べ、水槽を買い、水を入れ替え、マタマタが飽きないように生餌の種類を変え、そのうち長生きした彼のマタマタはその筋の人達の間で次第にちょっとした話題になり始めます。飼育の仕方を聞きに彼を尋ねてくる人もいて、マタマタを通して次第に淡い交流を外部の人と彼は持ち始めました。着替えや洗面、入浴も促さずとも自分でするようになり、会話もそれなりに母親とできるようになり、マタマタと暮らすことで、彼はちょっとした寛解を果たしたように藤縄先生の話から私達は感じました。

ドゥルーズの内在平面というのは、概念を生みだすその背景に控えている仕組みですが、ベルクソンの逆円錐の図では、あの円錐全体に当たる部分になるでしょう。ベルクソンと異なるのは、この仕組みは習慣によって組み上げられるものであるという点では、ベルクソンの第一の記憶、つまり感覚運動反射と対応するものでありながら、概念との間の往復運動によって構造化されるという点では、ベルクソンの第二の記憶の母体でもあり、ベルクソンでは主題的に取り上げられることが難しかった言語の関与を考えることができる構図になっていることです。

私と宮崎君のマッチ箱をめぐる巡礼の旅は、マッチ箱のマッチ箱性を生み出す内在平面に対する働きかけであったと考えると納得がいくような気がします。知床半島のとある喫茶店に眠っていたはずの不在のマッチ箱も含めて、マッチ箱を探す旅路の中で、マッチ箱のマッチ箱性を生み出す内在平面は活性化され、豊饒化され、私達はそれを耕していたに違いありません。

しかし、世間的にはこれはとても無意味で非生産的な事柄です。宮崎君はある時に苦笑いしながら、押し入れに入れていたマッチ箱にカビが生えていて、捨てたんだと私に言ったことがあります。私はマッチ箱が嵩張るので整理しようと鋏で切って平面にしてファイルに入れたところで急に興味を失ってしまい、それ以降、憑き物が落ちたようにマッチ箱集めはやめてしまいました。今でも喫茶店でマッチ箱を見ると集めたいという気持ちが僅かに燃え残っているのを感じますが、間違いなくマッチ箱収集をめぐる内在平面は相当に萎んで貧困化しているように思います。

マタマタを飼った男性の内在平面が、統合失調症と長年の病棟生活で貧困化し、縮み切っていたことは想像に難くありません。枯れ葉のようになってまるで死んでいるかのように動きの鈍いマタマタは、それでもとても美しい生き物なのですが、このマタマタと自分自身とを彼が重ね合わせたのかどうか、それはもちろん分からないのですが、マタマタを飼うことが、男性の内在空間を耕すことになったのはおそらく間違いないでしょう。水槽を選び、温度を調節する設備を設え、生餌を探し、マタマタのために本を読む。マタマタを飼うことが多面体を形成し、遂には言葉にも結び付きます。マタマタを飼うという概念とそれを支える内在空間の往復運動が、マタマタを飼う男性を再生します。この男性の再生は言うまでもなく、母親の、すべてを投げうちしかも何も期待しない母体のような環境整備とそれを見守る藤縄先生の視線があってこそ成立したいわば in vivo（現実社会）ではなく、in vitro（試験管の中）での出来事だったのでしょうけれど、それでもある種の奇跡の物語であることには違いありません。

マタマタが表象でしかない場合、つまり単なるカント的実在、その場その時の「一期一会」的な表象でしかない場合、マタマタを飼うことはできません。つまりマタマタを飼うには、ベルクソンの第二の縮約、同じものが同じものとして反復する時間を超えた縮約が成立している必要があります。しかし多様なものを一つのものにするこの縮約は同時に、オッカム的な直覚知が見失われる出発点ともなります。直覚知とのつながりが断たれれば、それはもはや偽札のようなもの、つまり単なるコミュニケーションのための約束事、道具であって、私の存在を逆照射してくれるものであることをやめるでしょう。私達はその都度、私達のマタマタを発見し続けなければ、マタマタはいつでも単なるマタマタという言葉になってしまい、私達がそれを頼りに私達になり、語ることができる内在平面の開口部であることをやめるでしょう。

古橋先生が診察した女性化する統合失調症の男性はどうだったのでしょうか。彼の内在平面の蠢《うごめ》きは、彼の社会的な外皮を侵食し、ついには破ってしまい、女性として受肉することで、彼はとりあえずの平衡状態に達します。マッスル北村にとっては筋肉への思い入れが、郵便局員のCさんにとってはバウムクーヘンのため込みがその時の内在平面からの開口部ではなかったかと思えます。もしも彼がラブレターを受け取っていなかったら、もしもマッスル北村が関東学生選手権に出場していなかったら、もしもCさんの買ったバウムクーヘンに髪の毛が混入しておらず無料のバウムクーヘンを送付してもらっていなかったら、この偶然の出会いがなかったら、あるいはこの偶然の鍵体験に出会わなかったなら、マッスル北村は目指していた立派なお医者さんになっていた可能性があり、Cさんは万引きで逮捕されず、また古橋先生が診た彼はどこかの都市計画の責任者だったかもしれません。内在平面の開口部との出会いは、社会的にみるならば彼ら彼女らにとって災厄だったとしかいいようがないでしょう。

『差異と反復』の中でドゥルーズは次のように言っています。

わたしたちは、わたしたちの外で、かつわたしたちの内で、このうえなく機械的で極度に常同症的なもろもろの反復に直面しつつ、そうした諸反復から、絶えず幾ばくかのちっぽけな差異、ヴァリアント、そして変容を引きだしている――それが、現代におけるわたしたちの生であろう。

私と宮崎君が夢中で蒐集したマッチ箱、幾ばくかのちっぽけな差異というのも憚られる営み。極めて限定されたin vitro（試験管的）な条件下で、内在平面との連結をわずかに保つこと。なぜなら内在平面とのつながりが断たれれば私達のすべての言葉は偽札になり、私達は言葉の垂れ流しへと漂流することになるでしょうから。

本書の冒頭にある色見本の研究で、鈴木國文先生が「怖い」という感想を漏らされていましたが、なぜあの色見本の分類には怖さがあったのでしょうか。内在平面が生きて活動しているならば、それはいつでもちょっとしたことを鍵体験にして、そこを開口部として形を取り、いったん形を取るとまるで連鎖反応のような往復運動を始め、私そのものを徹底的に改変してしまうポテンシャルを秘めているからではないかと思うのです。

(94) 一九二八―二〇一三。精神病理学者。精神科医。自我漏洩症候群、病院内寛解などの概念を創出。京大教養部での読書会を通して多くの弟子を育てた。

(95) 一九三四―九七。精神科医。てんかん学者。国立療養所宇多野病院院長。『意識障害の人間学』(岩波書店、一九八七)

付録　脳内散策のための小マップ

この本には脳の色々な場所の名前が出てきます。初めての土地に旅行に行く前のちょっとした予習だと考えていただいて、脳という異国の地の地名に少し親しんでいただければと思います。「るるぶ」の旅のお供と同じくらい分かりやすく解説できればと思うのですが。

1．脳のオリエンテーション（付録図－1上側）

付録図－1の上の図は、頭蓋骨から取り出した裸の脳を横から見たところです。目はだいたい、脳のすぐ下にあります。脳と目の位置関係が分かっていただけるかと思います。上下前後のオリエンテーションをつけていただければと思います。

2．脳の大きな領域名（付録図－1下側）

脳には大きな溝が二つあり、この溝を中心に、大きな四つの領域に分けて命名されています。縦の溝（①）を中心溝（あるいはローランド溝）といい、横の溝をシルヴィウス溝といいます。シルヴィウス溝の下に広がるのが側頭葉、シルヴィウス溝の上、中心溝の前が前頭葉、中心溝の後ろに広がるのが頭頂葉、頭頂葉のさらに後ろにあるのが後頭葉です。

3. 脳の細かな領域名と一次運動感覚領域（付録図－2）

脳は左右おおよそ対称の半球が二つ合わさってできています。この半球同士を結んでいるのが脳梁という真ん中のキャベツの芯のような部分です。半球を外側から見たところと真ん中の脳梁のところで切って内側から見たところを付録図－2に載せました。

細かな数字は**ブロードマン**(96)という人がつけた脳の場所の番地のようなものです。この番地名を今では世界中の人が使っています。A〜Dは、体を動かす時に脳の指令が筋肉に伝わっていくときの連絡線維の出口がある場所や、聴いたり、見たり、触ったりした時に、その感覚が脳の中へ入っていく入口がある場所を指しています。Aは運動、Bは触覚、Cは聴覚、Dは視覚のそれぞれの出入り口です。Dの中央の溝を鳥距溝といい、この溝の周辺に線状皮質と呼ばれる視覚を受けとる場所があります。A〜Dはそれぞれ一次感覚領域と呼ばれています。PとQは言葉を喋ったり話し言葉を理解したりする時に活動が大きくなる部位です。Pはどちらかといえば喋る方でブローカ野と呼ばれており、Qはどちらかというと聴く方でウェルニッケ野と呼ばれています。連合主義心理学では言語中枢と呼ばれる場所です。Rが包んでいる中に海馬・扁桃核があります。情動や記銘力と関係が深く、アルツハイマー病では海馬の萎縮が起こります。細かくなりますが、付録表－1に代表的な番地の簡単な説明をしてあります。島回は脳の外側からも内側からも直接は見えないので付録図－3にも示しました。

(96) ドイツ人神経科医、コルビニアン・ブロードマン（Brodmann, Korbinian 一八六八―一九一八）が、一九〇九年に脳の領域に1～52の番号を割り振り、組織構造が均一な11の領域をまとめたものがブロードマンの脳地図。

4. 白質と灰白質（付録図－3）

色の濃い部分が灰白質で、ニューロンの細胞の部分が集まっているところ、色の薄い部分が白質でニューロンとニューロンの連絡線維が集まっているところです。灰白質が機械の部分だとすれば白質は接続コードだといえます。脳は機械部分については何台も近隣に同じような機能を果たす機械を用意しているので、ここが何台か壊れても目に見えた障害は起こりません。ですから、機械部分(すなわち灰白質)が壊れて症状が出るには、一定の大きさの病巣が必要です。これに対して連絡線維は、たくさんの機械部分から出たコードがまとめてあるために、小さく破壊されても大きな症状が出現する場合があります。

本書の中で登場した部分としては、内包と脳梁はいずれも白質で連絡線維です。内包は体を動かすための指令の通路で、ここで障害される部分はたとえ小さくても体のその部分が動かなくなります。脳梁は先ほどもいいましたように左の脳と右の脳を結ぶ連絡線維が通っているところです。ここを切断すると右の脳が見たことに左の脳が気づかなかったり、右の脳が左の脳と相談せずに勝手に動きだしたりする離断症状と呼ばれる症状が起こったりします。

付録図－2のブロードマンの脳地図は脳の表面にある灰白質の地図ですが、脳の芯にある灰白質の中でこの本で大事なのは視床です。この視床と脳の表面の灰白質の間でやり取りされる再入力の渦が心が生み出される生物学的な条件になるからです。脳の深部には視床以外にも二ヵ所に分かれて飛び地のように存在する大脳基底核と呼ばれる灰白質もあります。これは、主には運動プログラムの鋳型をつくり、これを維持することと関わっているのですが、幻覚妄想の解剖学的な基盤の一つとなる中脳辺縁系経路の前方の端である側坐核は、この図では見えませんが内側の大脳基底核の前方にあります。

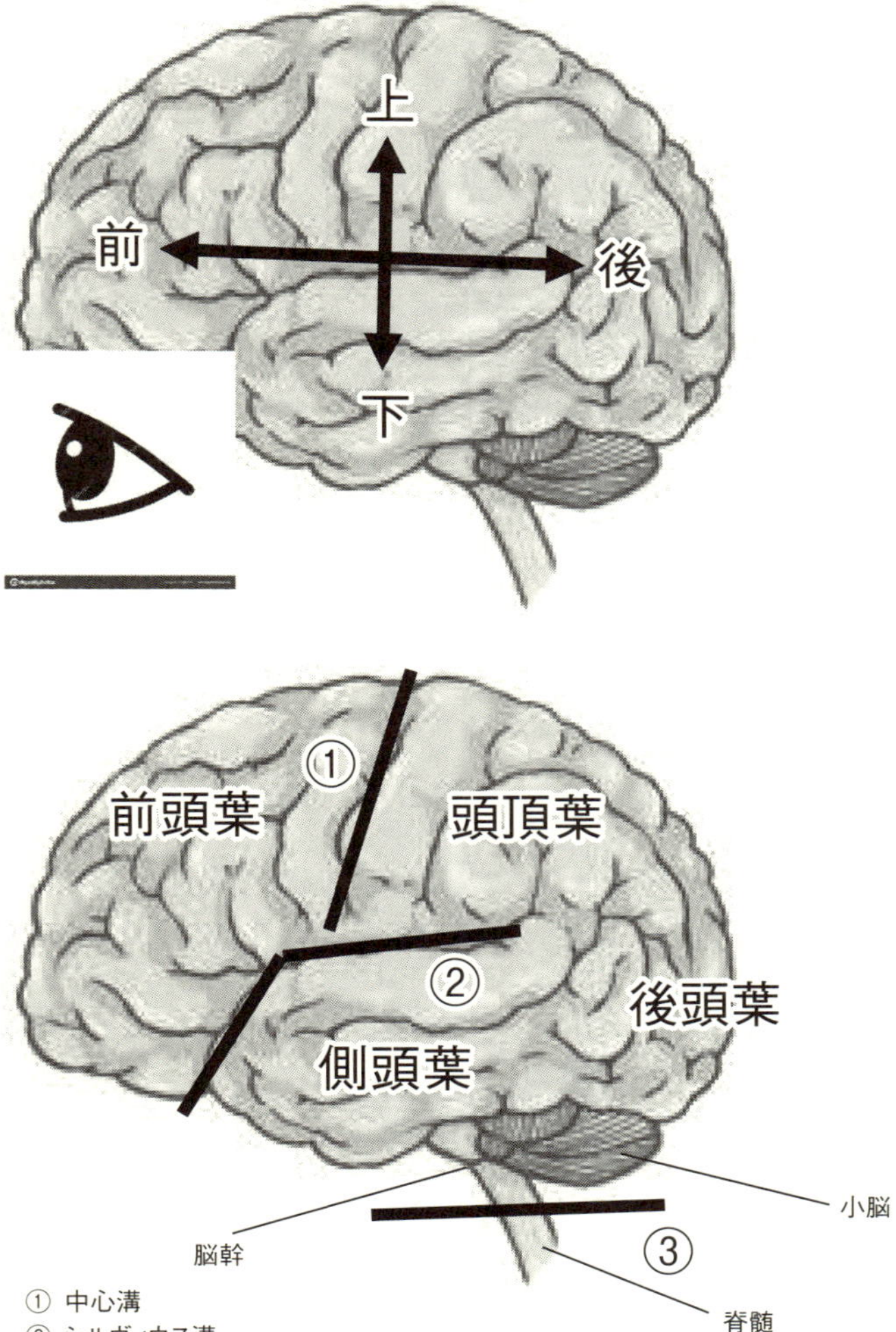

① 中心溝
② シルヴィウス溝
③ 頭蓋骨の出口

付録図－1

内側から眺めた図

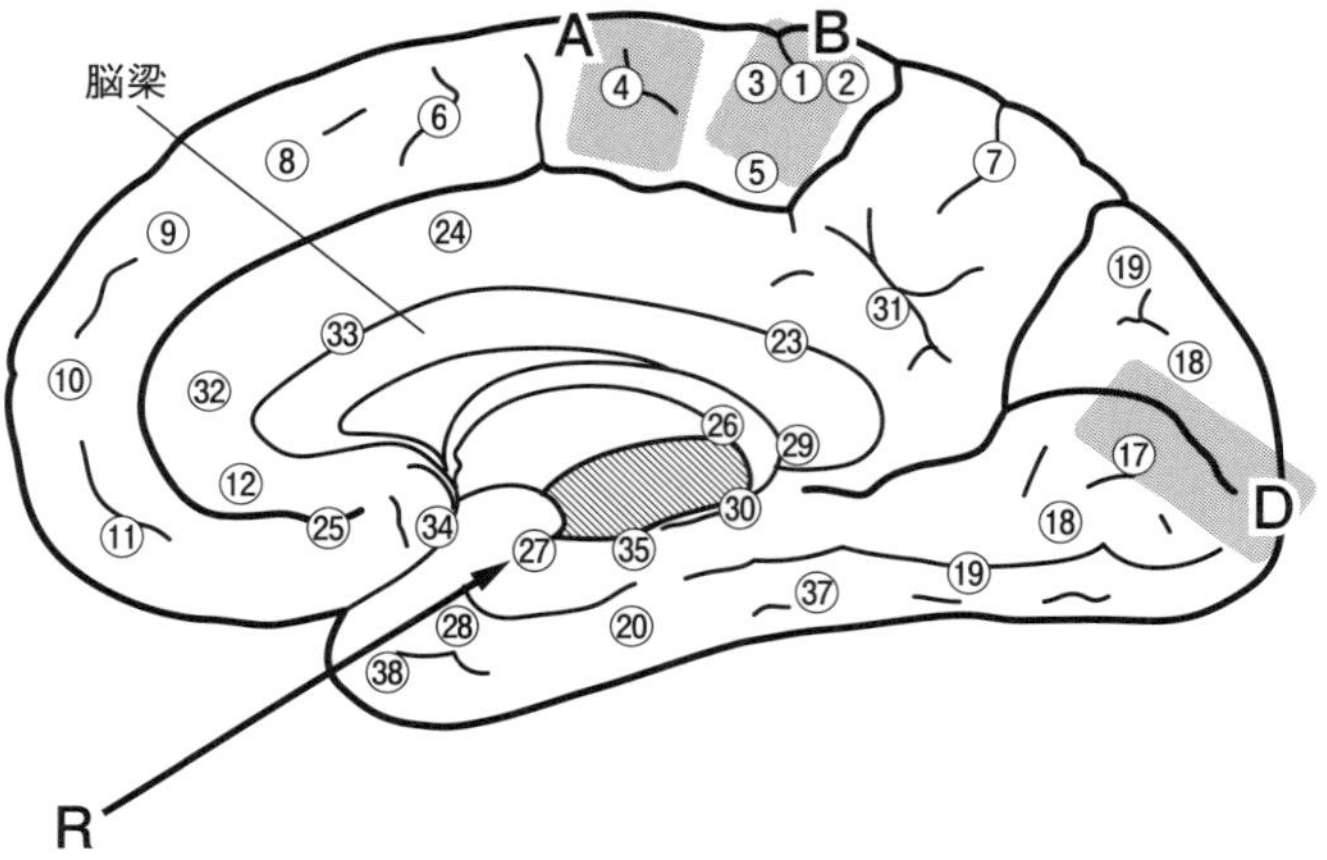

外側から眺めた図

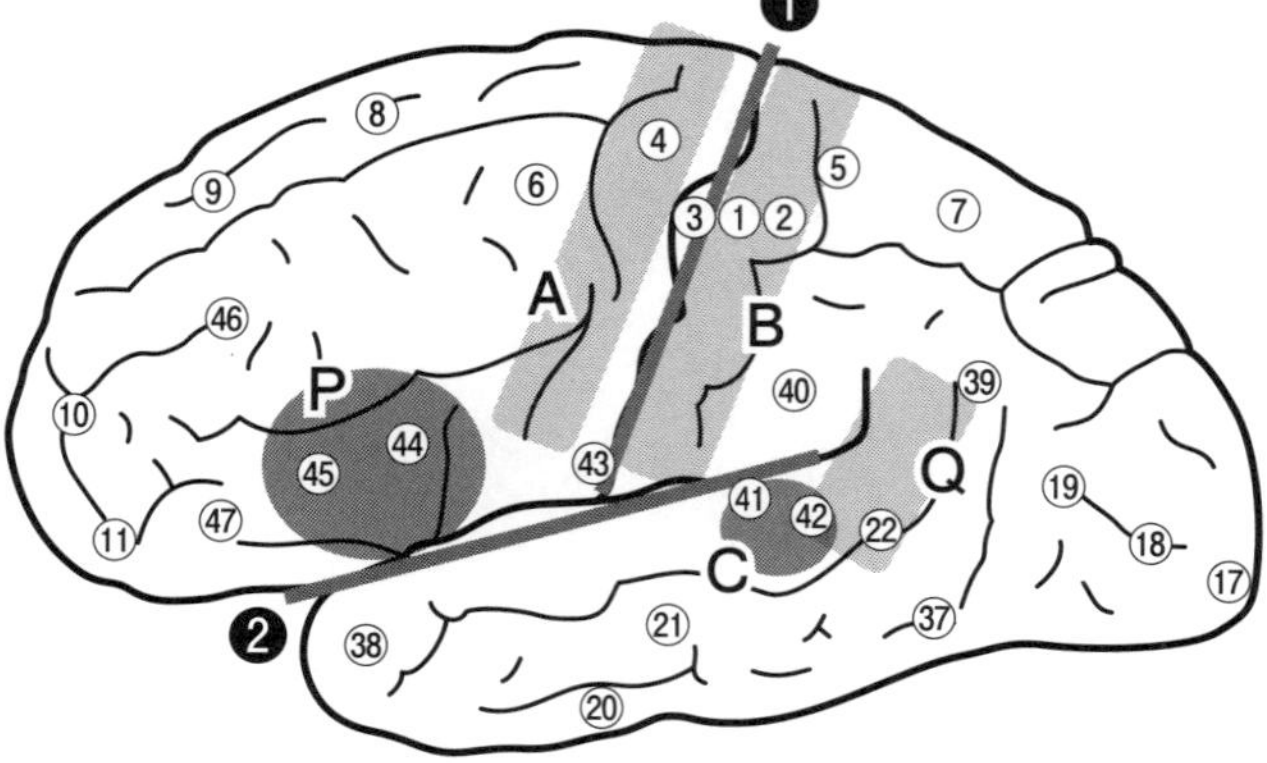

付録図－2

付録表－1

ブロードマン	慣用名・機能名	一般名	備考
頭頂葉			
3/1/2/43	一次体性感覚野	中心後回	中心溝と中心後溝に囲まれた領域。43は、中心溝直下の狭い領域であるが、ここに入れる。ブロードマンのもともとの図譜には載っていなかった。
5/7	体性感覚連合野	上頭頂小葉	前方は中心後溝、後方は頭頂後頭溝、下方は頭頂間溝で囲まれている。
39	角回	下頭頂小葉後部	縁上回の後方、上側頭溝の先端に接する。
40	縁上回	下頭頂小葉前部	シルヴィウス溝の先端を囲むような形で位置取りをする。優位半球の角回・縁上回は、かつては左右失認、手指失認、失書、失計算からなるゲルストマン症候群の責任部位と言われていた時期もあった。ウェルニッケ領野の一部はここにかかる。
前頭葉			
4	一次運動野	中心前回	中心溝と中心前溝に囲まれた領域。
6背外側	運動前野	中前頭回後方	弓状溝の後方、中心前溝の前方。いわゆるミラーニューロンは運動前野の下方後方の領域のことを指す。ブロードマン領域6は一次運動野の前方にずっと続いていて裏まで回っている非常に広い領域。
6腹側	補足運動野	上前頭回内側	上前頭葉内側、前方に前頭前野が折れ込んで内側に来ている。
8	前頭眼野	中前頭回中央	弓状溝の中心前方、運動前野前方。
9/46	前頭前野背外側部	中前頭回中央～上前頭回	弓状溝の前方。
10	前頭極	中前頭回前方	前頭葉の最も前方先端。
44	弁蓋部	下前頭回後方	外側溝後枝と中心前溝に挟まれた領域、三角部とともにブローカ野を構成する。島皮質を覆うようにして存在しているため、この名前が付いた。
45	三角部	下前頭回中央	前後を弓状の外側溝に囲まれている。
11/12/47	眼窩前頭野		前頭葉の底面にある。
後頭葉			
17	一次視覚領野（V1）		鳥距溝周辺の線状皮質とも呼ばれる部分。外側ではその上限は月状溝で区切られる。

18	二次視覚領野（V2）		一次視覚領野を上下で分かれて取り巻くように位置する。
19	視覚連合野（V3）		後頭葉は外側面では後頭前切痕で、内側面では、側副溝と頭頂後頭溝に仕切られた領域であるが、視覚連合野（V3）はそこに位置する。17〜19は鳥距溝を挟んで上側が楔部、下側を舌状回と呼ばれる領域の両方に対称的に広がっている。
側頭葉			
20		下側頭回	下側頭溝で上方は仕切られる。
21		中側頭回	上下側頭溝で挟まれた領域。
22		上側頭回	上側頭溝で下方仕切られる。ウェルニッケ野含む。
38		側頭極	側頭葉の前方先端。
41/42	一次聴覚領野 ヘッシェル回	横側頭回	シルヴィウス溝の折れ込んだ内側下方にあり、島回と地続きである。
島葉			
13	島回		シルヴィウス溝の折れ曲がった奥にある。ヘッシェル回と頭頂葉の一部である頭頂弁蓋がシルヴィウス溝の上下を挟むが、島皮質と3辺を成す三角形のような恰好となっている。シルヴィウス溝の奥にあり内・外両側からは見えない。
内側から眺めたところ			
23/31	後部帯状回		脳梁を取り巻く帯状回の後部。31が背外側後部帯状皮質、23が腹側後部帯状皮質と呼ばれている。
24/32/33	前部帯状回		脳梁を取り巻く帯状回の前部。32が背外側後部帯状皮質、24が腹側後部帯状皮質と呼ばれている。
25	梁下野		帯状回の前方先端部。前頭前野と接する。うつ病との関連が指摘されている。
26	脳梁膨大皮質		脳梁膨大部と脳梁膨大後部帯状回皮質とに挟まれた領域。
27	梨状葉皮質		扁桃核の外側前方。島回と側頭葉に挟まれた位置にある。嗅覚を司る。鉤回はその一部。
28	嗅内皮質		海馬傍回の前方。アルツハイマー病で早期に細胞脱落。
29	脳梁膨大後部帯状皮質		視床前核と海馬に接続。位置的には脳梁膨大部に26を挟んで近接する。障害されると前向性健忘を引き起こす。
34/35/36	海馬傍回		側頭葉の内側面。紡錘状回の上方、嗅内皮質の後方、舌状回の前方に位置。海馬を包むように配置されている。海馬傍回の一部は内・外両側から見えない。
37	紡錘状回		海馬傍回の下方、後頭葉・舌状回に隣接。後頭葉との繋がりが強く、相貌認知や色彩認知に関与する。

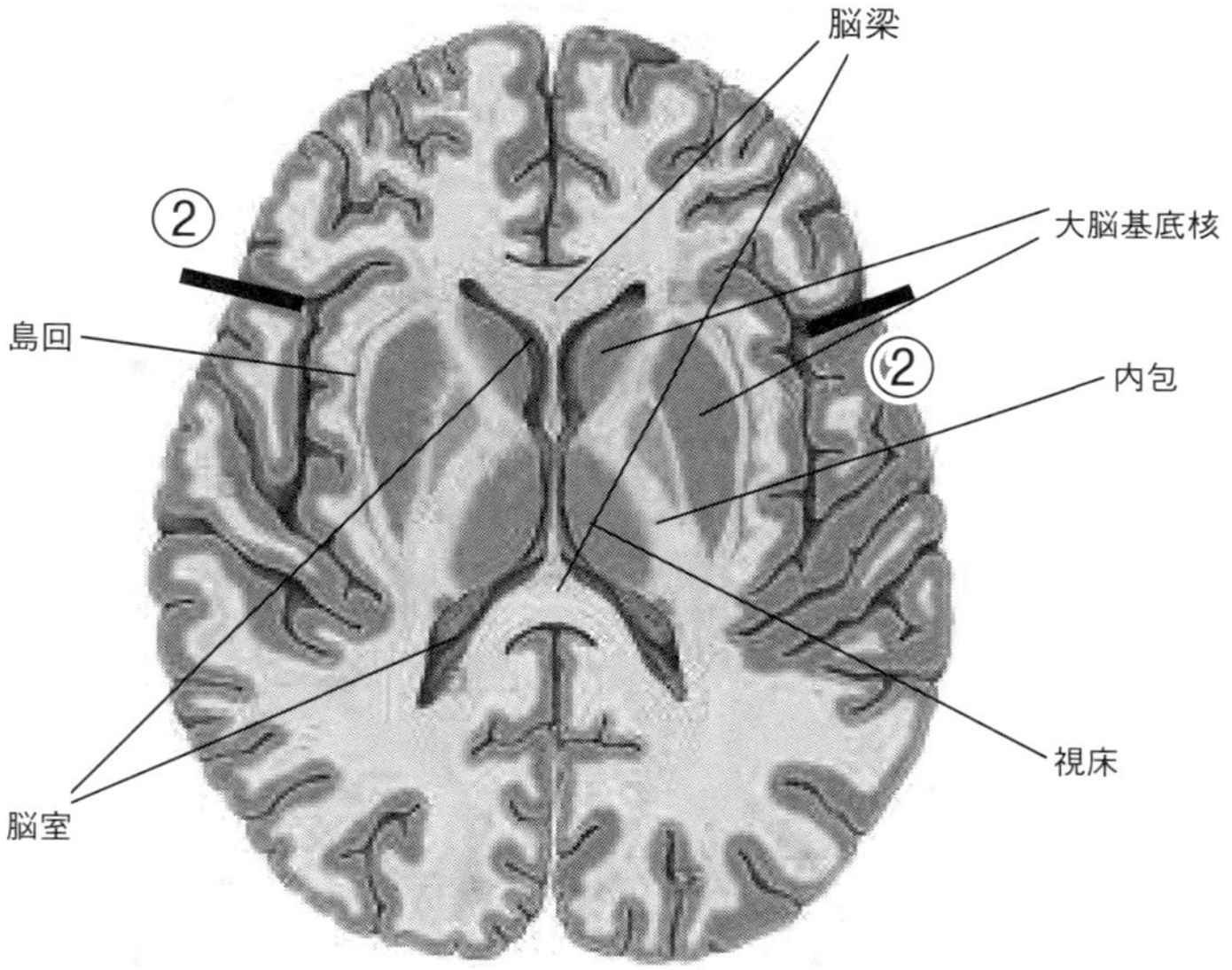

付録図－3

あとがき

些細なことなのですが、この本には、「先生」「君」「氏」の三つの敬称と「敬称なし」が混在する通常の学術書ではあまり見ないスタイルを結果として取ることになりました。おおよそは、「先生」は実際に精神科医であることを通して出会った同僚や先輩・後輩に、「君」は個人的な知り合いに、「氏」は講演会などでご一緒したことがある方に、「敬称なし」は本や論文でしか知らない方に使っています。

誰にどの敬称で話しかけるかは、具体的な相手が決まれば間違いなく確定できますが、その線引きの一般的なルールの方は言葉にしようとするとどこかで現実には当てはまらなくなってしまいます。普遍論争の章で散々問題にしたように、たとえば「この本では敬称なしにします」と一つのルールを始めに決めて呼び方を統一してしまうと、その場その時にこの人には「先生」、あの人には「氏」と付けていた時のピッタリ感がなくなり、本当はこの人を敬称なしで呼びたくないと感じつつ、その違和感を無視してルールに従うことになります。

こうしたルールは自分の中で形を成している敬称の付け方の本来の動きとは別のところからやってきて、敬称をその起源から切断してしまうことなのだと思います。しかし逆にもしこうした違和感をすべての場面でそのまま展開させ不統一なままにしておこうとすると、同じ言葉がいろいろな意味を帯び始め、仕舞いには入り組んで結局は何を言おうとしているのかも分かりづらくなり、見通しが利かなくなってしまうに違いありません。おそらく詩や小説では、徹底してこうしたルールに抗って書くという書き方もできるようにも思うのですが、この本では、実際にはできる限り編集の林辺さんの手を借りて用語の統一を図りました。わずかに残したこの敬称の不統一は、ドゥルーズへの敬意の印です。

後書きを書きながらもう一つ思いついたのは、この本で話題にした複雑系やドゥルーズは、そういえば随分以前にそれぞれが話題になっていたのを、話題になっていたその当時はまったくスルーしていたということです。少し以前に流行ったトピックというのは、もう当たり前に前提されていて今更取り上げると古びて聞こえるのが常だと思うので、多分このトピックを今取り上げるのもそうではないかと思います。しかし、私自身が複雑系に関心を持ったのはエーデルマンの意識論を考えるようになってからですし、そもそもそのエーデルマンへの関心も、亡くなられた大東祥孝先生が生前言われた「僕は近頃はエーデルマンの意識論が一番だと思っているんだ」という言葉に、何年ものタイムラグを経てゆっくりと触発されてのことでした。

ドゥルーズへの関心も、津田均先生の追悼のシンポジウムで内海健先生が内在平面の話をされてからのことで、いずれもどちらかと言えば、聞いたその時には決してそれほどに共感したわけではなくて、むしろ反発とまでは言わないまでも、自分の中に小さな違和感としてその人達の言葉が残り、しばらくは体に刺さった小さな棘のように半ばその存在を忘れながら、その違和感が段々と自分の考え全体に侵食し、自分の考えを書き換えるような仕方で最終的には深く自分と関わるようになるといった具合でした。

津田先生とも大東先生とも生前に、そのことについてきちんと議論したことは一度もありません。むしろ彼らの何気ない行きずりの一言が「しばり」が立つようにまずは私の表面に刺さったというのが肉体感覚としては近いように思います。ちなみに「しばり」というのは、出雲地方の方言で木の小さなささくれが手などに刺さることを「しばりが立った」という慣用句で表現するものです。「すいばら」の短縮形だそうで、一種の棘のことですが、違和感が最初にあってそこで初めて小さなささくれがそこにあるのを後付けで気付くような木のささくれのことで、その刺さり方のごく浅い表面性と、針などを使って抜くまでは何かが触れるたびに断続的に体に及ぼし続ける異物感を表現するには、標準語ではこれに相当する言葉がないような気がします。

そう考えるとさらにそこから強迫的に連想されるのは、意識について正面から考えることになった二〇年前の出来事です。それは木村敏先生のシンポジウムに呼ばれててんかんの意識論を論じて欲しいと言われた時のことでした。私のてんかんの意識論は木村先生にはちょっとした不興を買ったようで、先生が発表の途中で席をはずされたことも書きながら久しぶりに思い出しました。

そのことを思い出すとさらに連想されるのは、私の意識論は、木村シンポのさらにその前に、現在は帝塚山学院大学教授になっていらっしゃる深尾憲二朗先生が苧阪直行先生の意識論について教えてくださった体験がまずは下敷きになっていること、そしてさらにその少し前に、現在は京大精神科の教授になっていらっしゃる村井俊哉先生が、南大阪で私が行った意識についての講演会に駆けつけてくださって、その後の懇親の席でダマジオのコナトゥスのこと、そして「強いて言うならば意識の中心は前部帯状回あたりにあるのではないか」と言われたことなどへと芋づる式に連なっています。村井先生の意見に当時私は納得がいかず、何か自分のうちに異物が入ってくるような、その侵入を防ぎたい違和感があるのにその場ではうまく言い返せず、反問のためにダマジオの著作を何冊か読みながらその問いは長い間自分の内で運動し続けていました。

さらに遡ればこの問いは、今回この本でも紹介させていただいた三〇年以上前の連合型視覚失認の方の「靴のようなものだが靴ではない」という言葉に端を発しています。この症例についての発表の途中で私が言葉を失い立ち往生してしまったことは既に本文でも紹介しましたが、当時の京大の大橋博司教授が、「君が立ち往生したのはぼくのせいかもしれない」と言ってくださったことも、この問いがこれだけ長続きしたことと関わりがないとは言えないでしょう。ゲシュヴィントの離断仮説への疑義を大橋先生が論文に書かれていて、それが私を混乱させ、発表の途中で立ち往生してしまったのではないかというフォロウの言葉だったと当時私は受け取りましたが、発表が失敗したことで、この問いも私の中で未解決の問いとして残り続け今に至っているとも言えます。そう考えると私の身体的な拒絶反応の歴史としてこの本を読むこともできそうです。

付け加えておくとベルクソンについては何と言っても平井靖史先生主宰のシンポジウムに参加させ

ていただいたことが大きいと思います。「縮約」が私にとってのベルクソンの急所なのではないかと思っていた漠然とした感覚を、平井先生のお話は明確に形にしてくださいました。ついでにまったくこの本の内容とは関係ないのですが、本を書くといつも思い出すのが医学書院の樋口覚さんのことです。樋口さんには読んで分かる文章のことをコーチしてもらったために、自転車に乗るたびに父のことを思い出すように、本を書く時には時々樋口さんのことを思い出すからです。

しかし何といっても、講談社の林辺光慶さんと昨年の年末に、近所にあるアサノ食堂というお店でお話をさせていただく機会がなければこの本をこうして書くことはなかったのは間違いありません。林辺さんとお会いして漠然とした企画の構想を話した直後に、鈴木國文先生の講演を聞く機会があり鈴木・小方両先生には貴重な図版の提供もいただきました。そこから『脳を通って私が生まれるとき』のその後の展開をこの本を通して試みることができました。人との出会いがスケルトンのように本の骨組みとなっているのが見えればいいなと思っています。心から感謝しています。

兼本浩祐

二〇一八年八月二七日　ウィーンのホテル・オーストリアにて

参考文献

（1）American Psychiatric Association、日本語版用語監修・日本精神神経学会、高橋三郎・大野裕監訳『DSM－5　精神疾患の分類と診断の手引』医学書院、二〇一四

（2）Bergson, H., Matière et mémoire: Essai sur la relation du corps à l'esprit,1939.（合田正人・松本力訳『物質と記憶』ちくま学芸文庫、二〇〇七）

（3）Blankenburg, W., Der Verlust der natürlichen Selbstverständlichkeit: ein Beitrag zur Psychopathologie symptomarmer Schizophrenien, Enke, 1971（木村敏他訳『自明性の喪失――分裂病の現象学』みすず書房、一九七八）

（4）Blankerburg, W., Psychopathologie des Unscheinbaren: Ausgewählte Aufsätze（木村敏・生田孝監訳『目立たぬものの精神病理』みすず書房、二〇一二）

（5）Descartes, R., Discours de la méthode. 1637（山田弘明訳『方法序説』ちくま学芸文庫、二〇一〇）

（6）Damasio, A., The feeling of what happens: Body and emotion in the making of consciousness, Harcourt, 1999

（7）Damasio, A., Looking for Spinoza: Joy, sorrow, and the feeling brain, Harcourt, 2003

（8）Deleuze, G., Le Bergsonisme PUF, 1968

（9）Deleuze, G., Différence et répétition, 1968（財津理訳『差異と反復』河出書房新社、一九九二）

（10）Deleuze, G., Guattari, F., Qu'est-ce que la philosophie ?, Minuit, 1991（財津理訳『哲学とは何か』河出文庫、二〇一二）

(11) Denett, D.C., Consciousness explained, Penguin Books, 1993
(12) Edelman G.M., Gally J.A., Reentry: A key mechanism for integration of brain function, Frontiers in Integrative Neuroscience 27 August 2013
(13) Edelman, G.M., Tononi G., Consciousness: How matter becomes imagination, Penguin Books, 2001
(14) 「Fight & Life」二〇一二年一〇月号増刊「マッスル北村伝説のバルクアップトレーニング」フィットネススポーツ刊
(15) Freud, S., Zur Auffassung der Aphasien, 1891.（兼本浩祐他訳『フロイト全集　1』岩波書店、二〇〇九）
(16) Freud, S., Entwurf der naturwissenschaftlichen Psychologie（小此木啓吾訳「科学的心理学草稿」『フロイト著作集　7』人文書院、一九七〇）
(17) Freud, S., Jenseits des Lustprinzips., GW-XIII3（須藤訓任訳「快原則の彼岸」『フロイト全集　17』岩波書店、二〇〇六）
(18) Frost, R. et al. Diagnosis and assessment of hoarding disorder, Ann Rev Clin Psychol 2012, Vol.8
(19) 古橋忠晃「『コレクション自慢の会』の九年目の報告」「名古屋大学学生相談総合センター紀要」16、二〇一七
(20) 古橋忠晃「統合失調症における女性化について」「臨床精神病理」33、二〇一二
(21) Geschwind, N., Disconnexion syndromes in animals and man, Brain, 88, 1965
(22) Gloor, P., Consciousness as a neurological concept in epileptology: a critical review, Epilepsia, 27, 1986

(23) 浜田寿美男『ピアジェとワロン——個的発想と類的発想』ミネルヴァ書房、一九九四
(24) G・ランテリ-ローラ、H・エカアン『大脳局在論の成立と展開』浜中淑彦、大東祥孝共訳、医学書院、一九八三
(25) Heidegger, M., Sein und Zeit, Max Niemeyer, 1977
(26) 平井靖史他編『ベルクソン『物質と記憶』を診断する』書肆心水、二〇一七
(27) 池上高志『生命のサンドウィッチ理論』講談社、二〇一二
(28) 池上高志『動きが生命をつくる——生命と意識への構成論的アプローチ』青土社、二〇〇七
(29) Jackson, J.H., On the scientific and empirical investigation of epilepsies., Medical Press and Circular, 1876
(30) Jackson, J.H., Notes on cases of disease of the nervous system, The Medical Times and Gazette 2, 1876
(31) Jackson, J.H., On affections of speech from disease of the brain, Brain, 2, 1880
(32) Jaspers, K., Allgemeine Psychopatholoie, Springer, 1973
(33) 神田理沙『17歳の遺書』サンリオ文庫、一九八四
(34) 兼本浩祐、濱中淑彦、大橋博司「連合型視覚失認を示した脳梗塞の一例——その視覚=言語学的水準における障害の記号学的意味」「神経心理学」2、一九八六
(35) Kanemoto, K., Periictal Capgras syndrome after clustered ictal fear, Epilepsia 38, 1997
(36) 笠松和也「スピノザ哲学におけるコナトゥス概念の発展——『短論文』から『エチカ』へ」「論集」34号（二〇一五年度）
(37) Kant,I., Kritik der reinen Vernunft, Johann Friedrich Hartknoch, 1787（原佑訳『純粋理性批判』上・中・下、平凡社、二〇〇五）

(38) 河本英夫『オートポイエーシス』青土社、一九九五
(39) 河村次郎『意識の神経哲学』萌書房、二〇〇四
(40) Keller, H., The story of my life, Penguin Putnam, 2002（岩橋武夫訳『わたしの生涯』角川文庫、一九六六）
(41) 木村敏『自己・あいだ・時間――現象学的精神病理学』弘文堂、一九八一
(42) 木村敏『生命のかたち／かたちの生命』青土社、一九九五
(43) Klein, M., Notes on some schizoid mechanisms, The International Journal of Psychoanalysis 27, 1946
(44) 日本比較生理生化学会編、担当編集委員・小泉修『さまざまな神経系をもつ動物たち――神経系の比較生物学』共立出版、二〇〇九
(45) 國分功一郎『中動態の世界――意志と責任の考古学』医学書院、二〇一七
(46) Mackie, G.O., Meech, R.W., Central circuitry in the jellyfish Aglantha Digitale. III. The rootlet and pacemaker system, J Exp Biol 203:1797-1807, 2000.
(47) 増田晶文『果てなき渇望――ボディビルに憑かれた人々』草思社文庫、二〇一二
(48) Mesulam, M.M., From sensation to cognition, Brain, 121, 1998
(49) H・R・マトゥラーナ、F・J・ヴァレラ『オートポイエーシス――生命システムとはなにか』河本英夫訳、国文社、一九九一
(50) 長井真理『内省の構造――精神病理学的考察』岩波書店、一九九一
(51) 上田閑照編『西田幾多郎哲学論集』Ⅰ―Ⅲ、岩波文庫、一九八七―一九八九
(52) 小方智弘先生と鈴木國文先生の論文「色の認識と統合失調症――作業療法学からみえるシニフィアンと主体の病理」二〇一七／八年精神病理コロック・大阪

(53) 大沢文夫『講座：生物物理――生物を物理に、そして再び生物に』丸善、一九九八

(54) 苧阪直行『意識とは何か』岩波書店、一九九六

(55) 日本認知科学会編、苧阪直行編著『意識の認知科学』共立出版、二〇〇〇

(56) Platonis opera. Plato Phaedo (Πλάτωνος Φαίδων. 67e)., edited by Duke E. A., Hicken W. F., Nicoll W. S. M. et al. Oxford University Press, 1995

(57) Raichle M. E., The Brain's Dark Energy, Scientific American 302 (3), 2010（宮内哲、岡友子訳「浮かび上がる脳の陰の活動」「日経サイエンス」40(6)、二〇一〇）

(58) Cognition and Categorization, edited by Rosch, E., Lloyd, B. B. John Wiley & Sons Inc,1978

(59) Shallice,T., Warrington, E. K., Auditory-verbal short-term memory impairment and conduction aphasia, Brain Lang, 4, 1977

(60) 清水哲郎『オッカムの言語哲学』勁草書房、一九九〇

(61) Spitzer, M., Geist im Netz: Modelle für Lernen, Denken und Handeln Spektrum Akademischer Verlag, 1996（村井俊哉・山岸洋訳『脳 回路網のなかの精神』新曜社、二〇〇一）

(62) 冨田恭彦『カント哲学の奇妙な歪み――『純粋理性批判』を読む』岩波現代全書、二〇一七

(63) 津田均『統合失調症探究――構造の中の主体性』岩崎学術出版社、二〇一一

(64) やまだようこ『ことばの前のことば』新曜社、一九八七

(65) 山内志朗『普遍論争――近代の源流としての』平凡社、二〇〇八

(66) 鷲田清一『「聴く」ことの力――臨床哲学試論』筑摩書房、二〇一五

［マ］

［ヤ］

［ラ］

［ワ］

［サ］

索引

兼本浩祐（かねもと・こうすけ）
一九五七年生まれ。京都大学医学部卒業。現在、愛知医科大学医学部精神科学講座教授。専門は精神病理学、神経心理学、臨床てんかん学。
著書に『脳を通って私が生まれるとき』（日本評論社）、『心はどこまで脳なのだろうか』『てんかん学ハンドブック』『精神科医はそのときどう考えるか』（医学書院）、『専門外の医師のための大人のてんかん入門』（中外医学社）、詩集『世界はもう終わるときが来たというので』『深海魚のように心気症を病みたい』『ママちゃりで僕はウルムチに』（東京図書出版）などがある。

なぜ私《わたし》は一《ひと》続《つづ》きの私《わたし》であるのか

ベルクソン・ドゥルーズ・精神病理

二〇一八年　一〇月一〇日　第一刷発行
二〇二〇年　六月一二日　第二刷発行

著者　兼《かね》本《もと》浩《こう》祐《すけ》

©Kousuke Kanemoto 2018

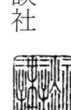

発行者　渡瀬昌彦
発行所　株式会社 講談社
東京都文京区音羽二丁目一二―二一　〒一一二―八〇〇一
電話（編集）〇三―三九四五―四九六三
（販売）〇三―五三九五―四四一五
（業務）〇三―五三九五―三六一五

装幀者　奥定泰之
本文データ制作　講談社デジタル製作
本文印刷　信毎書籍印刷株式会社
カバー・表紙印刷　半七写真印刷工業株式会社
製本所　大口製本印刷株式会社

定価はカバーに表示してあります。

落丁本・乱丁本は購入書店名を明記のうえ、小社業務あてにお送りください。送料小社負担にてお取り替えいたします。なお、この本についてのお問い合わせは、「選書メチエ」あてにお願いいたします。

本書のコピー、スキャン、デジタル化等の無断複製は著作権法上での例外を除き禁じられています。本書を代行業者等の第三者に依頼してスキャンやデジタル化することはたとえ個人や家庭内の利用でも著作権法違反です。Ⓡ〈日本複製権センター委託出版物〉

ISBN978-4-06-513519-8　Printed in Japan
N.D.C.110　236p　19cm

講談社選書メチエ　刊行の辞

書物からまったく離れて生きるのはむずかしいことです。百年ばかり昔、アンドレ・ジッドは自分にむかって「すべての書物を捨てるべし」と命じながら、パリからアフリカへ旅立ちました。旅の荷は軽くなかったようです。ひそかに書物をたずさえていたからでした。ジッドのように意地を張らず、書物とともに世界を旅して、いらなくなったら捨てていけばいいのではないでしょうか。

現代は、星の数ほどにも本の書き手が見あたります。読み手と書き手がこれほど近づきあっている時代はありません。きのうの読者が、一夜あければ著者となって、あらたな読者にめぐりあう。その読者のなかから、またあらたな著者が生まれるのです。この循環の過程で読書の質も変わっていきます。人は書き手になることで熟練の読み手になるものです。

選書メチエはこのような時代にふさわしい書物の刊行をめざしています。

フランス語でメチエは、経験によって身につく技術のことをいいます。道具を駆使しておこなう仕事のことでもあります。また、生活と直接に結びついた専門的な技能を指すこともあります。

いま地球の環境はますます複雑な変化を見せ、予測困難な状況が刻々あらわれています。

そのなかで、読者それぞれの「メチエ」を活かす一助として、本選書が役立つことを願っています。

一九九四年二月　　野間佐和子

新刊ニュースはメールマガジン　→https://eq.kds.jp/kmail/

講談社選書メチエ　心理・科学

MÉTIER

「私」とは何か　浜田寿美男
ビールの教科書　青井博幸
中高年健康常識を疑う　柴田　博
共視論　北山　修 編
漢方医学　渡辺賢治
人はなぜ傷つくのか　秋田　巌
人格系と発達系　老松克博
記号創発ロボティクス　谷口忠大
知の教科書 フランクル　諸富祥彦
もうひとつの「帝銀事件」　浜田寿美男
意思決定の心理学　阿部修士
フラットランド　エドウィン・A・アボット　竹内　薫 訳
セックス・イン・ザ・シー　マラー・J・ハート　桑田　健 訳
母親の孤独から回復する　村上靖彦
こころは内臓である　計見一雄
AI原論　西垣　通

最新情報は公式twitter　→@kodansha_g
公式facebook　→https://www.facebook.com/ksmetier/